W9-BIQ-765

YOGA *para* Adelgazar

Si este libro le ha interesado y desea que lo mantengamos informado de nuestras publicaciones, escríbanos indicándonos cuáles son los temas de su interés (Astrología, Autoayuda, Esoterismo, Qigong, Naturismo, Espiritualidad, Terapias Energéticas, Psicología práctica, Tradición...) y gustosamente lo complaceremos.

Puede contactar con nosotros en
comunicación@editorialsirio.com

2ª edición: octubre 2010

Título original: Yoga for Weight Loss
Traducido del inglés por Miguel Iribarren Berrade
Diseño de portada: Editorial Sirio, S.A.
Ilustraciones de portada: Kurhan - Fotolia.com

© de la edición original
2002, Bharat Thakur
Wisdom Tree
New Delhi
India

© de la presente edición

EDITORIAL SIRIO, S.A.
C/ Panaderos, 14
29005-Málaga
España

EDITORIAL SIRIO
Nirvana Libros S.A. de C.V.
Camino a Minas, 501
Bodega nº 8,
Col. Lomas de Becerra
Del.: Alvaro Obregón
México D.F., 01280

ED. SIRIO ARGENTINA
C/ Paracas 59
1275- Capital Federal
Buenos Aires
(Argentina)

www.editorialsirio.com
E-Mail: sirio@editorialsirio.com

I.S.B.N.: 978-84-7808-749-5
Depósito Legal: B-38.101-2010

Impreso en los talleres gráficos de Romanya/Valls
Verdaguer 1, 08786-Capellades (Barcelona)

Printed in Spain

Cualquier forma de reproducción, distribución, comunicación pública o transformación de esta obra sólo puede ser realizada con la autorización de sus titulares, salvo excepción prevista por la ley. Diríjase a CEDRO (Centro Español de Derechos Reprográficos, www.cedro.org) si necesita fotocopiar o escanear algún fragmento de esta obra.

Bharat Thakur

YOGA *para* Adelgazar

editorial Sirio, s.a.

R0431153725

—A mis padres

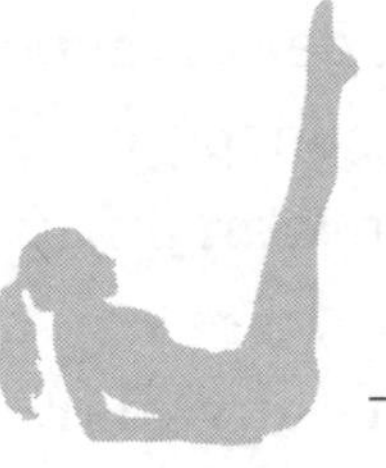

Prefacio

Un día iba caminando por el mercado cuando me vino a la cabeza la idea de escribir un libro sobre «Yoga para adelgazar». El ochenta por ciento de las personas que veía por la calle eran obesas o tenían exceso de peso. Aunque estoy aquí para difundir las enseñanzas de mi gurú a fin de mejorar e iluminar las vidas de la gente, me preguntaba por qué predicar la iluminación cuando los humanos ni siquiera pueden mirarse al espejo y preguntarse: «¿Qué me he hecho a mí mismo?». Sí, ¿qué te has hecho a ti mismo? ¡Morirás sin saber que puedes tener un aspecto estupendo! Oculto dentro de ese cuerpo enfermo, grueso y obeso hay alguien sano y en forma que se quiere a sí mismo.

¡Despierta! Deja de envidiar a las personas que tienen un físico y una estructura corporal imponentes. Dedícate más bien a ponerte en forma y a ser como ellos. Te quejas de que tu novia, sentada a tu lado, está mirando a otro hombre con admiración en sus ojos, o de que la mirada de tu marido no deja de perseguir mujeres hermosas, cuando lo único que tienes que hacer es tomar las riendas de tu cuerpo en tus propias manos y ser esa persona.

Mírate a ti mismo: mírate detenidamente, sin concesiones. ¿Qué es lo que ves? Tu vientre... ¡es tan grande! Tu trasero... ¡enorme! Pero la mayoría de los hombres y de las mujeres de mi edad son así, dirás. Esto simplemente es un consuelo y sabes que no estás cogiendo el toro por los cuernos. Hazte amigo de personas en buena forma física y deja que su confianza y su belleza te hagan sentirte mal. Entiende que tú también podrías tener un físico espléndido si cesaras de dejar ciertas cosas para mañana. Ten el coraje de convencerte de que eres una criatura de la especie más consciente e inteligente de todas las que habitan este planeta. ¡Y después obra en consecuencia! Usa tu intelecto, libre de cualquier prejuicio, para cuestionar tu estado actual. Lo único que tienes que hacer es llegar a la decisión de que sí, lo vas a hacer.

www.bharatthakur.com

1

Comprender la obesidad

En esencia, la obesidad es un estado de alteración metabólica. Ocurre cuando se produce un desequilibrio entre lo que se ingiere y la energía que el cuerpo gasta. A pesar de la creciente consciencia de los peligros de la obesidad, la tasa de obesidad está aumentando a un ritmo alarmante. Las principales causas de ello son los intensos cambios que se están produciendo en nuestras costumbres y en nuestro estilo de vida.

En la actualidad, se está produciendo un notable cambio en el enfoque existencial. Las crecientes necesidades materiales se consideran prioritarias respecto a la búsqueda de la felicidad. Las cosas cambiaron mucho durante la revolución industrial. Las máquinas adquirieron gran relevancia y, aunque aceleraron el ritmo de producción, hicieron que el ser humano se volviera perezoso. Ésta es la causa fundamental del lamentable estado de nuestros cuerpos. Indudablemente, la obesidad es una maldición.

Existen dos tipos de obesidad: crónica y fluctuante. La mayoría de las personas con exceso de peso entra en la categoría de obesidad fluctuante, pues tienden a ganar y perder peso en distintos momentos o de manera cíclica. Cuando la situación es crónica, la persona tiende a tener un exceso de peso importante que va aumentando con el tiempo. Es fácil ayudar a adelgazar a una persona con sobrepeso, pero es más difícil ayudar a una persona obesa porque su sistema se ha acostumbrado al peso excesivo.

Sólo pido una cosa a la persona obesa o con exceso de peso: la férrea decisión de decir «no» a una vida de gordura. Simplemente la promesa de que: «A partir de hoy, decido cambiar mi vida de todos los modos posibles para poner mi cuerpo en forma y llevar una vida feliz y saludable».

Definición de obesidad

En mi opinión, la obesidad es un estado mental letárgico y depresivo que produce un desequilibrio entre lo que se come y la energía que se gasta, haciendo que se acumule un exceso de peso, ya sea en todo el cuerpo o en una zona localizada.

La obesidad adquiere diversas formas dependiendo de la naturaleza de los depósitos de grasa corporal.

- ***Obesidad armoniosa***: en estos casos, la grasa está distribuida por todo el cuerpo.
- ***Obesidad femenina***: en estos casos, los depósitos de grasa se suelen almacenar más en la parte inferior del cuerpo: las caderas y la zona pélvica. Esto es más común en las mujeres, y conlleva un riesgo médico menor.
- ***Obesidad visceral***: en estos casos la grasa se deposita cerca de los órganos internos, como las vísceras abdominales. Esta grasa no se aprecia desde fuera y conlleva los riesgos médicos más importantes a largo plazo.
- ***Obesidad masculina***: en estos casos los depósitos suelen recubrir la zona externa del estómago. Es más frecuente en los hombres, y normalmente es peligrosa.

Cómo medir la obesidad

Cada cultura tiene sus cánones de belleza. Lo que se considera obeso en una cultura podría ser normal en otra, de modo que no hay un indicador fijo y absoluto de la obesidad. Sin embargo, una comparación del peso con la altura puede darnos una buena idea de lo obesa que es una persona. El IMC (Índice de la Masa Corporal) es un coeficiente ampliamente utilizado para medir la obesidad. Se calcula dividiendo el peso (en kilogramos) entre el cuadrado de la altura (en metros). Esta medida es aplicable a hombres y mujeres.

Ésta es la fórmula para calcular el IMC:

$$\text{IMC} = \frac{\text{peso en kg}}{\text{altura al cuadrado (en metros)}}$$

Por ejemplo, un hombre que mida 1,70 m. de altura y pese 82 kilos tendrá un IMC de

$$82 / 1{,}7 \times 1{,}7 = 28{,}3$$

Para medir la obesidad, usamos la escala siguiente:

– Un IMC de entre 19 y 25 indica peso normal u óptimo.
– Un IMC de entre 25 y 30 indica exceso de peso.
– Un IMC de entre 30 y 35 indica obesidad.
– Un IMC de más de 35 indica gran obesidad.

Según la escala anterior, el hombre del ejemplo citado tiene exceso de peso.

Es interesante saber que en las culturas cazadoras-recolectoras (como los bosquimanos del Kalahari o los aborígenes australianos), los IMC están muy por debajo de 18. Estas personas no tienen problemas de corazón, hipertensión ni diabetes. A la mayoría de la gente le resulta imposible, además de innecesario, alcanzar este IMC. El ideal médicamente aceptado de entre 19 y 25 debería ser el objetivo de toda persona obesa o con exceso de peso.

Cómo se produce la obesidad

El peso del individuo es el resultado de muchos factores. Es producto de una compleja relación entre la constitución fisiológica, genética y psicológica, además de otros factores culturales y medioambientales, el estilo de vida y, evidentemente, también los hábitos alimenticios del sujeto en cuestión. Además, cada cuerpo individual reacciona de manera diferente a diferentes situaciones. Algunas personas pueden comer demasiado, no hacer ejercicio y, aun así, no ganar peso. Otros pueden comer poco y pesar de ello tender a ganar peso con facilidad. Los problemas emocionales, como depresiones, soledad y traumas pueden llevar a aumentos repentinos de peso porque en tales situaciones la gente tiende a comer en exceso. Seguir una dieta también puede producir obesidad, pues la mayoría de quienes se someten a ellas tratan de adelgazar reduciendo drásticamente la ingestión de alimentos. Esto suele hacer que después la persona se dé «atracones», con lo que el peso acaba aumentando más. Un funcionamiento incorrecto de la tiroides o de la glándula pituitaria también puede producir obesidad. Cuando una persona tiene padres obesos, corre más riesgos de ser obesa. Por tanto, vemos que todos estos factores, operando independientemente o en conjunto, pueden producir obesidad.

El organismo humano está dotado de un mecanismo increíble, el hipotálamo, situado en el centro del cerebro. Esta glándula regula las sensaciones de hambre y de saciedad. Te dice cuándo tienes hambre para que puedas comer y cuándo estás saciado para que puedas parar. Envía mensajes a través de ciertas hormonas llamadas neurotransmisores que estimulan o inhiben el apetito. Los neurotransmisores son la adrenalina, la noradrenalina, la dopamina y la serotonina. También hay otros productos que actúan sobre estos neurotransmisores y controlan su liberación para que se produzca una regulación perfecta del apetito de la persona en función de la ingestión de alimentos y del gasto de energía.

El cuerpo humano también tiene otro complejo y sorprendente mecanismo regulador del peso por el que puede hacer uso de la grasa almacenada cuando no recibe energía en forma de alimentos. Las dietas de pérdida de peso se basan en este principio, pero esto, por sí solo, nunca funciona a largo plazo. El cuerpo nunca debe carecer de los nutrientes y de la energía que legítimamente necesita.

Ahora veamos cómo el cuerpo gasta su energía. Básicamente, el cuerpo gasta energía de tres maneras:

– *Por el metabolismo*: es el mínimo de energía que el cuerpo necesita para seguir vivo. Es responsable del 70 por ciento del gasto energético total. También depende de la masa muscular de la persona. La gente con tasas altas de metabolismo básico consumirá más calorías, y también las gastará fácilmente.

- *La actividad física*: es responsable del 20 por ciento del gasto de energía, pero varía de una persona a otra en función del nivel de actividad. La gente obesa requiere más calorías para realizar la misma actividad física porque tiene exceso de peso. Así, tienden a comer más para compensar el gasto, generando un círculo vicioso.
- *La termogénesis*: es responsable de aproximadamente un 10 por ciento del gasto energético total y es la energía consumida durante el proceso digestivo. Debido a ello, algunas de las calorías absorbidas durante la comida se consumen inmediatamente. Por lo tanto, no es aconsejable saltarse comidas.

El abastecimiento energético corporal depende de la cantidad de comida, la calidad de los alimentos y los hábitos de nutrición de la persona. Un obrero gastará más energía que un ingeniero que diseñe programas informáticos, de modo que tenderá a comer más. La calidad del alimento tiene que ver con la proporción de nutrientes contenidos en él. Un exceso de grasa, azúcar o productos refinados en la dieta producirá obesidad. Otros hábitos alimenticios recomendables son comer regularmente a las mismas horas y no saltarse comidas.

A nivel fisiológico, el cuerpo tiende a ganar peso cuando, debido a los factores mencionados, se produce un desequilibrio entre la energía ingerida y la energía gastada. Para perder peso y no recuperarlo, el cuerpo tiene que ser entrenado para recuperar este equilibrio. Éste es el desafío que afronta cada persona obesa o con exceso de peso.

Los riesgos para la salud que genera la obesidad

La obesidad está asociada a muchos riesgos. Y como las propias causas de la obesidad, estos riesgos suelen estar relacionados entre sí. Los más comunes son:

- *Hipertensión*: la gente obesa es aproximadamente el doble de propensa a sufrir hipertensión que la gente con un IMC normal de entre 19 y 25. La hipertensión puede provocar apoplejía y enfermedades de corazón.

- *Diabetes*: la obesidad incrementa significativamente el riesgo de diabetes de Tipo 2, en la que el cuerpo es incapaz de producir suficiente insulina o de usarla adecuadamente. Los hombres con acumulación de grasas en el abdomen corren especialmente este riesgo.
- *Enfermedades coronarias*: la obesidad produce mayores niveles de colesterol e hipertensión, los cuales están directamente relacionados con los riesgos cardiovasculares.
- *Enfermedad de la vesícula biliar*: la obesidad tiene relación directa con esta enfermedad, tanto en hombres como en mujeres. Sin embargo, las mujeres corren más riesgos de sufrir problemas de vesícula que los hombres.
- *Artritis*: las mujeres obesas corren más riesgos de sufrir artritis y dolores en las articulaciones que los hombres.
- *Cáncer*: los hombres obesos corren más riesgos de sufrir cáncer de colon, mientras que las mujeres obesas corren más riesgo de padecer cáncer de pecho y cáncer de útero.

- *Problemas respiratorios*: las personas obesas tienen dificultades para respirar suficiente volumen de aire, de modo que la cantidad ingerida de oxígeno es pequeña.
- *Muerte prematura*: las personas obesas tienden a morir antes que las que tienen un peso normal.

Hay suficientes razones por las que la persona obesa debería afrontar esta enfermedad y romper el círculo vicioso por el que su estado mental le lleva inicialmente a ganar peso, iniciando así un proceso que le llevará a seguir ganando peso. La persona tiene que trabajar duro tanto a nivel fisiológico como psicológico para liberarse para siempre de este problema. Si tomas una firme decisión, nada podrá detenerte.

2

Yoga y pérdida de peso

La palabra yoga tiene su origen en el término sánscrito *yuj*, que significa unión, la unión del yo con la conciencia universal. Este libro considera la obesidad como una enfermedad, y ayuda al profano a comprender los aspectos psicológicos y fisiológicos implicados en su gestación, junto con otras informaciones relevantes. El yoga no es únicamente la práctica de las *asanas* físicas, y tampoco es una filosofía espiritual o una religión. Más bien es un medio para convertirse en un ser humano ideal. Su práctica lleva del cuerpo a la respiración y de la respiración a la mente y, más adelante, de la mente a la superconciencia. Yoga, unión, es la verdad última. Lleva al hombre desde un estado de conciencia tosco y poco perfeccionado hasta el estado de iluminación.

Analicemos la conexión entre yoga y obesidad: entre una enfermedad y un estado mental. En el pasado, el yoga tenía otro planteamiento: era un viaje espiritual serio. Esto se evidencia en textos como *Ghirand Samhita*, *Hatha Pradeepika* y *Vashishta Yoga*. Con el tiempo, las investigaciones revelaron los beneficios médicos del yoga. Gradualmente, esta disciplina fue adquiriendo el estatus de medicina alternativa, pues era capaz de curar muchas enfermedades y cuadros clínicos que la ciencia moderna no podía resolver. El yoga tiene una inmensa comprensión de la mente, del cuerpo y, en gran medida, de lo que está más allá de ambos, de lo que el yoga denomina *chitta* o conciencia.

El yoga ha evolucionado a través de las múltiples pruebas y tribulaciones de los yoguis en distintos estados de salud, disposiciones de ánimo y enfermedades, en su empeño por alcanzar lo que está más allá del cuerpo. Originalmente, cada *asana* copiaba la postura de un animal. Los yoguis miraron, observaron, analizaron y empezaron a ejecutarlas como un medio de curarse a sí mismos. En este proceso, consiguieron ir más allá de la sanación física y curaron la causa misma de la enfermedad. Por lo tanto, el yoga no trata la obesidad considerándola únicamente una enfermedad o un estado de alteración mental. Más bien se dirige a las causas y posibilidades por las que el cuerpo puede ser llevado a un estado de funcionamiento ideal.

El yoga opera de un modo único. No cree en quemar calorías y en agotar las energías corporales, sino que intenta actuar sobre el sistema endocrino y cambiar el equilibrio hormonal. Esto, a su vez, cambia el pH de la sangre y tonifica los músculos. Fisiológicamente, el yoga opera sobre el principio de estirar y aplicar presión sobre las glándulas endocrinas. La grasa no deseada puede ser eliminada quemando calorías, pero también alterando el equilibrio hormonal del cuerpo en su totalidad. Así, la homeostasis (entorno interno) del cuerpo también cambia. Las *asanas* yóguicas tonifican el cuerpo, penetrando profundamente en cada tejido y cada músculo, cosa que no consiguen los ejercicios normales. Las *asanas* son posturas que estiran todos los *nadis* del cuerpo; según el *Gherand Samhita*, en el cuerpo hay 72.000 nadis.

El yoga trata de entender la causa original de cualquier desequilibrio funcional que sufra el cuerpo. Afirma que el 90 por cien de los desequilibrios funcionales se deben a una falta de comprensión del cuerpo humano, de claridad y propósito en la vida, y a una falta de conciencia. Esto conduce al cuerpo a un estado de *vikshipta chitta* (estado de enfermedad mental). Creo firmemente que para abordar un problema como la obesidad, uno tiene que observar su vida personal, sus hábitos y las razones de su existencia. Todos estamos aquí para convertirnos en Budas, pero, en lugar de ello, acabamos viviendo deprimidos y repitiendo hábitos equivocados. Evidentemente, existen causas médicas responsables de la obesidad, como los problemas de tiroides que obligan a tomar medicamentos nocivos o los esteroides, que aumentan el apetito e incrementan el consumo de alimentos, alterando indirectamente la homeostasis corporal.

Abordaremos la pérdida de peso tratando de entender en primer lugar las causas de la obesidad. Nuestro paso siguiente será acumular poder mental y cambiar nuestros hábitos alimenticios, teniendo siempre como base la práctica del yoga. Esto acelerará el proceso de cura de la obesidad. El yoga no está en contra de otras actividades como el correr, los paseos, nadar o hacer ejercicio en un gimnasio. Yo animo a practicar todo tipo de deportes. Si puedes correr o nadar media hora al día además de practicar yoga, perderás peso a un ritmo más acelerado. La práctica del yoga ayudará a que tus músculos se mantengan flexibles y firmes, y la práctica de *kapalbhati kriya*, por ejemplo, te permitirá correr durante más tiempo porque potencia la resistencia cardiovascular. El yoga afecta a todos los aspectos del cuerpo: cardiovasculares, hormonales y musculares. Con la práctica del yoga descubrirás que tus resultados en todas las actividades que realices mejorarán significativamente. Los ejercicios de respiración (*pranayama*), que son una forma de meditación, te ayudarán a comprender la vida desde una perspectiva más amplia, a reorientar el rumbo de tu existencia, a corregir los hábitos equivocados y te mostrarán cómo abandonar los hábitos nocivos. El yoga es esencial si quieres cambiar el funcionamiento de todo tu sistema, perder peso, adquirir un buen tono muscular y vivir una vida sana en la que ganar peso sea prácticamente imposible.

3

Aspectos esenciales de las prácticas yóguicas

¿Qué es una *asana*?

Los *Yoga Sutras* de Patanjali definen las *asanas* como *«sthiraha sukham asanam»*. Traducido, significa estabilidad y sensación de bienestar en una postura. De modo que las *asanas* son esas posturas que te proporcionan una sensación de bienestar y de estabilidad. En el yoga hay 84 posturas lakh, y todas ellas tienen como objetivo preparar a la persona para cuatro posturas básicas: *siddhasana, padmasana, vajrasana* y *sukhasana*. Todas ellas son posturas de meditación. De modo que uno debería practicarlas con el objetivo de poder mantenerlas durante largo tiempo. El yoga empieza con *yama* y *niyama* y acaba con *samadhi*.

¿Cómo practicar las asanas?

Patanjali dice *«prayatna sithilyam anantha samap prathibyan»*, que traducido quiere decir que uno debería tratar de realizar la postura sin esfuerzo, fijando la mente en el más allá. En este caso, el «más allá» es el plano que está más allá de todas las preocupaciones mundanas de la vida. Durante la práctica se debe ser consciente únicamente de cosas como la respiración, la música, el movimiento de una postura a otra, o el músculo que se está trabajando en cada postura.

Beneficios

Patanjali dice *«twato dwandad nabhi ghatah»*, esto quiere decir que con la práctica de las *asanas* uno puede liberarse de todas las dualidades de la vida. Aquí, la «dualidad» simboliza la falta de claridad y de visión.

Disciplina

Patanjali dice *«atha yoga nushasanam»*, refiriéndose con ello a la disciplina del yoga. Lo que esto significa es que, antes de entrar en el reino del yoga, tienes que aprender a tomar conciencia de que no puedes realizar prácticas yóguicas sin estar totalmente centrado en el momento presente.

Lugar

Debemos intentar practicar yoga en espacios abiertos, siempre que sea posible. Pero en los actuales entornos urbanos, con elevados niveles de contaminación, no es seguro practicar respiraciones yóguicas inhalando toxinas como el monóxido de carbono, que dañan el sistema corporal. Si vives en un ambiente contaminado, te aconsejaría que practicaras yoga en una habitación limpia y agradable.

Duración

La duración del yoga abarca dos aspectos. El primero es el tiempo total que hemos de dedicar a realizar los ejercicios de yoga, y el segundo es la duración de cada *asana*. Podemos practicar yoga durante veinte minutos, cuarenta minutos o cinco horas al día, dependiendo de lo queramos conseguir del yoga. Si la necesidad es conseguir una flexibilidad corporal básica y liberarse del estrés, pueden obtenerse beneficios con tan sólo veinte minutos de práctica. Por otra parte, si uno quiere la iluminación, cinco horas diarias no serán suficientes. En cuanto al tiempo que se debe mantener la postura, podrías empezar por diez segundos e ir aumentando paulatinamente hasta treinta segundos o un minuto.

Equipamiento

No se necesita un equipamiento específico para la práctica del yoga. Sin embargo, puedes usar cuerdas, ladrillos, cojines redondos, cinturones elásticos y, por supuesto, una alfombrilla o colchoneta.

Ambiente

Un ambiente limpio y sereno es muy importante para la práctica del yoga. Puede practicarse en un espacio abierto, un hermoso paraje o en una habitación agradable, limpia y con luz suave.

Fragancia

Deberías intentar practicar yoga donde haya abundantes fragancias naturales alrededor. Flores, plantas, árboles, tierra, etc., cada uno de ellos tiene su propio aroma. Si practicas yoga en una habitación, siempre deberías encender una barrita de incienso o una vela aromática. Esto hará que te sientas más relajado y centrado.

Música

Como he dicho antes, mantener una postura y fijar la mente «más allá» es la técnica para realizar las *asanas*. Para ello no hay nada mejor que un entorno natural: la música de los pájaros o el movimiento de los árboles. También puedes escuchar música piadosa, y si aprecias la música clásica india, puedes escuchar *ragas*.

Repetición

En lugar de la repetición, el yoga cree en mantener cada postura el máximo tiempo posible. Pero si no puedes mantener una postura durante mucho tiempo, puedes practicar cada postura dos o tres veces hasta que tengas la fuerza necesaria.

Respiración

Respirar bien es muy importante para la práctica del yoga. Una regla simple a seguir es inspirar cuando te doblas hacia atrás y espirar cuando te doblas hacia delante. Cuando mantengas una postura, respira normalmente, salvo que se indique otra cosa.

Ritmo

El ritmo de cambio de las posturas yóguicas debería ser muy lento, excepto para *surya namaskar*, y los cambios deben realizarse paso a paso. Moverse de una postura básica a otra, dentro de la misma *asana*, es en sí una *asana*.

Tiempo que debe transcurrir entre la comida y la práctica del yoga

No se deberían practicar posturas difíciles o intensas poco después de comer o de cenar. Se recomienda un descanso mínimo de media hora después de comer y de cenar. Para obtener óptimos resultados se aconseja practicar únicamente con el estómago vacío.

Ropa

Se deben llevar ropas que permitan una libertad de movimientos total en todas las direcciones. La ropa puede estar pegada al cuerpo o ser muy suelta, según la preferencia personal.

Asiduidad

Uno tiene que ser muy asiduo en las prácticas yóguicas porque hace falta bastante tiempo para que los músculos y las articulaciones se flexibilicen. Practicar durante cuatro días y no hacerlo el quinto día significa retomar la práctica desde cero el sexto día. De ahí la gran importancia de la asiduidad.

Combinación de *asanas*

Para mantener la postura correcta, dos grupos de músculos, llamados agonista y antagonista, deben trabajar juntos. Cuando doblas los brazos por los codos, el bíceps se convierte en el agonista y el tríceps en el antagonista. Se han de realizar *asanas* para ambos grupos de músculos. Si practicas una postura en la que te inclinas hacia delante, debes combinarla con otra en la que te dobles hacia atrás. Si vas a realizar un trabajo yóguico completo de una hora de duración deberías seleccionar posturas para todas las partes del cuerpo. Has de incluir posturas en las que estés sentado, de pie, tumbado en posición supina (apoyado sobre la espalda) y tumbado en posición prona (sobre el estómago).

Orden de las prácticas yóguicas

El orden que debes seguir en las prácticas *yóguicas* es el siguiente:

1. *Pranayama*
2. *Bandha*
3. *Mudra*
4. *Kriya*
5. *Asana*

El pranayama requiere que relajes el ritmo respiratorio. Si uno práctica *pranayama* después de las *asanas*, el ritmo respiratorio se acelera, lo cual no es bueno para el *pranayama sadhana* (práctica). Las *bandhas* siguen al *pranayama* porque algunas de ellas han de ser practicadas junto al *pranayama. Mudras* y *kriyas* incrementan el ritmo del metabolismo básico, lo que facilita la realización de las *asanas*.

Problemas médicos

Las personas con problemas de salud específicos deberían consultar a su médico antes de realizar ciertas *asanas*. Por ejemplo, si padeces hipertensión, no deberías practicar *sirshasana*.

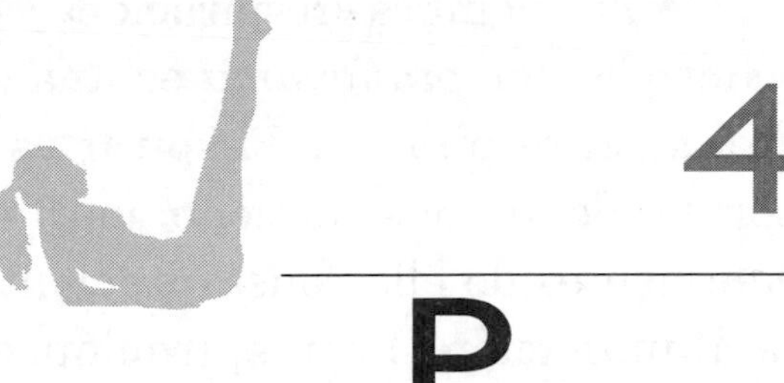

4 Pranayama

A la mayoría de la gente obesa le preocupa su peso. El *pranayama* ayuda a reducir el nivel de ansiedad y a mejorar la fuerza de voluntad. Para adelgazar se necesita una gran fuerza de voluntad. En la mayoría de los programas de pérdida de peso, la gente o bien es incapaz de disciplinarse o pierden peso al principio, pero luego son incapaces de seguir adelante con el programa. Practicar *pranayama* es un modo de comenzar a vivir el momento, sin preocuparte de cuánto peso tienes que perder; concéntrate más bien en tu resolución de perder peso y en los pasos que debes dar para alcanzar tu objetivo.

Prana significa «respiración» y *ayam* significa «control». Así, *pranayama* es una técnica de control de la respiración. Respirar es una actividad sorprendente. Si se detiene, morimos; y si somos conscientes de ella constantemente, alcanzamos la iluminación. La respiración es el hilo que conecta los estados consciente y superconsciente que puede llevar al individuo al *moksha shareer* (el estado de libertad final). En su libro, *Shiva Samhita*, el señor Shiva dice que si uno se hace consciente de su respiración, la mente queda controlada, y viceversa. Para controlar la mente, se tiene que controlar la respiración. Ninguna otra ciencia ni religión ha estudiado la respiración tanto ni con tanta profundidad como el yoga. El Pranayama es el arte de ser intencionadamente conscientes de todo el sistema respiratorio. Es una forma de meditación. Sin embargo, esta consciencia intencionada no puede darse si no estamos debidamente formados o educados en ciertas habilidades y técnicas. Los yoguis han inventado innumerables variedades de *pranayamas* que afectan a distintos aspectos del cerebro y del cuerpo. Algunas técnicas se emplean para bajar la temperatura corporal, mientras que otras la incrementan, alterando así todas las secreciones endocrinas (hormonales).

Entonces, ¿cuáles son los beneficios del *pranayama*? ¿Y por qué debería una persona practicar estas técnicas de *pranayama* quince minutos al día? ¿Qué conseguirá con ello? Para entender estas cuestiones lo único que tenemos que hacer es estudiar nuestro ritmo de respiración en distintas situaciones y condiciones. El número de respiraciones por minuto cuando estamos sentados es de doce a dieciséis; cuando estamos dormidos, de treinta a treinta y cinco; cuando estamos enfadados: de cuarenta y cinco a sesenta; y dos o tres respiraciones cuando estamos muy relajados. La filosofía del yoga dice que la duración de la vida del ser humano está directamente relacionada con el número de respiraciones que toma a lo largo de su vida. Cuando una persona practica ciertas técnicas de *pranayama*, cambia su ritmo respiratorio para todo el día. El número de respiraciones diarias en todas las situaciones comentadas con anterioridad empieza a reducirse progresivamente con cada día que pasa, y poco a poco la persona empieza a sentirse más en paz y más relajada. La unidad entre su cuerpo físico y mental se potencia.

El *pranayama* se compone de tres partes: *purak* (inspiración controlada), *rechak* (espiración controlada) y *kumbhak* (retención).

Kumbhak es el aspecto más importante del *pranayama*, y se subdivide a su vez en tres partes:

– *Antar kumbhak*: inspirar y contener la respiración.
– *Wahiyah kumbhak:* espirar y contener la respiración.
– *Kevala kumbhak:* estar sin aire durante unos segundos. Uno de los beneficios de practicar *pranayama* es que el hombre puede seguir sobreviviendo cuando todo el sistema respiratorio cesa. Los yoguis pueden alcanzar un nivel de conciencia en el que el ritmo del corazón se reduce al mínimo.

Cómo funciona el pranayama

La respiración ejerce dos efectos en nuestro cuerpo: externo e interno. Cuando uno inspira, el pecho se mueve hacia arriba, la caja torácica se expande y los músculos intercostales se encogen. Cuando espiramos, el pecho desciende y los músculos intercostales se estiran. Éste es el efecto externo de la respiración.

Al inspirar, el aire entra a través de las fosas nasales y pasa por la tráquea para llegar a los pulmones, con lo que los pequeños sacos alveolares de los pulmones se inflan como globos. Cada saco alveolar está rodeado de vasos sanguíneos que intercambian dióxido de carbono y oxígeno con el aire contenido dentro de ellos. Al inspirar y contener la respiración, dejamos suficiente tiempo para que la hemoglobina presente en la sangre se combine con el oxígeno para formar la oxihemoglobina, que enriquece y energetiza la totalidad del cuerpo ($Hb + O_2 = HbO_2$). El *Pranayama*, por tanto, es el arte de revitalizar la totalidad del sistema.

¿Cuál es la proporción ideal entre *purak, kumbhak* y *rechak*? Lo ideal sería que la proporción fuera de 1 : 4 : 2. Al principio, no debes contener la respiración durante un periodo de tiempo cuatro veces más largo que la inspiración. Puedes empezar con un periodo de retención que sea el doble de largo que la inspiración. Después de practicar durante aproximadamente un mes, puedes aumentar el periodo de retención a tres veces el de inspiración, y después de haber practicado durante tres meses, incrementa la retención a cuatro veces el periodo de inspiración. Por ejemplo, si cuentas hasta cinco durante la inspiración, a continuación deberías retener hasta contar diez y tratar de espirar contando hasta ocho o diez, según la capacidad de tus pulmones.

Bhramri Pranayama

Posición:

– Ponte en la postura de *padmasana* o *vajrasana*.

Técnica:

– Cierra los ojos e inspira profundamente contando de uno a cinco.

– Contén la respiración y presiona con la barbilla hacia abajo sobre la cavidad de la base del cuello (el punto medio entre las clavículas, debajo de la barbilla).

– Eleva la barbilla hasta que esté a la distancia aproximada de cuatro dedos por encima del cuello y emite desde tu garganta un sonido como el zumbar de una abeja. La vibración de este sonido debería desplazarse hacia arriba y extenderse por toda la cabeza.

– Repite las tres etapas anteriores siguiendo un ritmo acompasado. Procura prolongar la fase de inspiración para poder emitir el zumbido durante más tiempo sin cansarte. No contengas la respiración demasiado tiempo porque, de otro modo, en el ciclo siguiente no podrás mantener el ritmo conseguido.

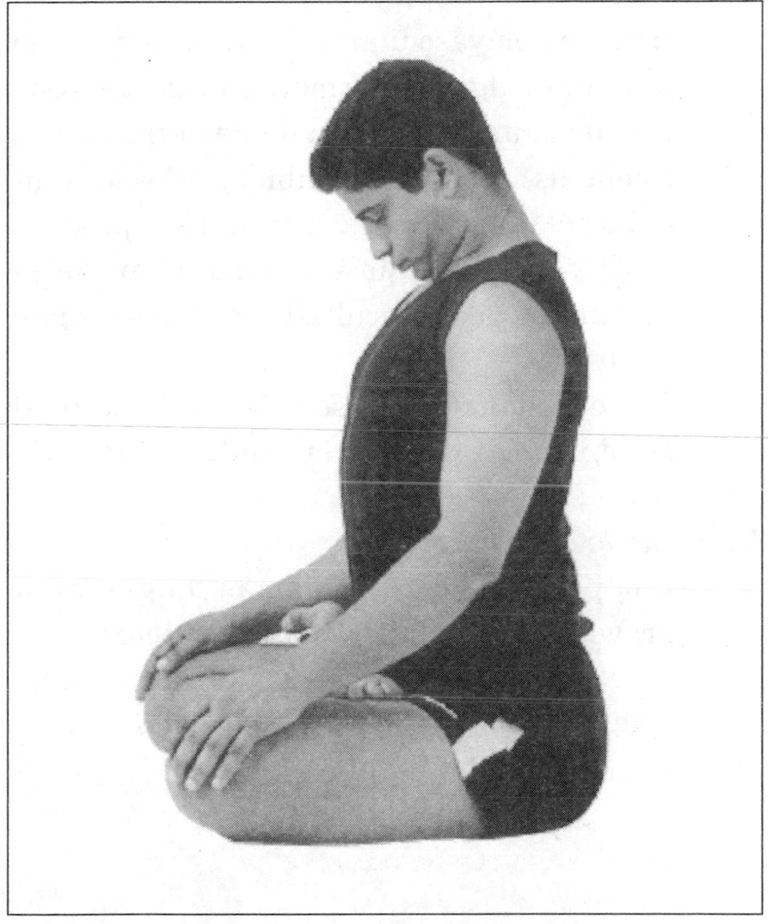

Beneficios:

– Las vibraciones del zumbido masajean el cerebro. Así, todos los nervios y vasos constreñidos se dilatan; se pasa de la vasoconstricción a la vasodilatación. En este proceso se liberan algunas hormonas antiestrés que producen una sensación de descanso.

– Mientras se emite el zumbido, todos los sentidos se unifican y se centran. Esto produce un desarrollo de la concentración, de la memoria y de las facultades mentales superiores.

– Las cuerdas vocales se relajan durante el zumbido. Esto mejora la calidad de la voz.

Quién no lo debe hacer:

– Las personas con problemas de garganta graves deben evitar este *pranayama*.

Sahaja Pranayama

Posición:

– Adopta la postura de *padmasana*.

Técnica:

– Mantén la espalda recta y cierra los ojos.
– Centra tu atención en la zona del ombligo: el punto de fuego del cuerpo.
– Inspira profundamente, pega la barbilla al cuello y contén la respiración todo el tiempo que puedas.
– Eleva la barbilla y espira por la boca.
– Repite las tres etapas de este ciclo rítmicamente.

Beneficios:

– Contener la respiración y la concentración en la zona del ombligo incrementa la temperatura corporal y quema calorías, ayudando a reducir peso.

Quién no lo debe hacer:

– Las personas con espondilosis cervical no deberían presionar la barbilla hacia abajo. Ellas pueden mantener la barbilla levantada durante la práctica de este *pranayama*.

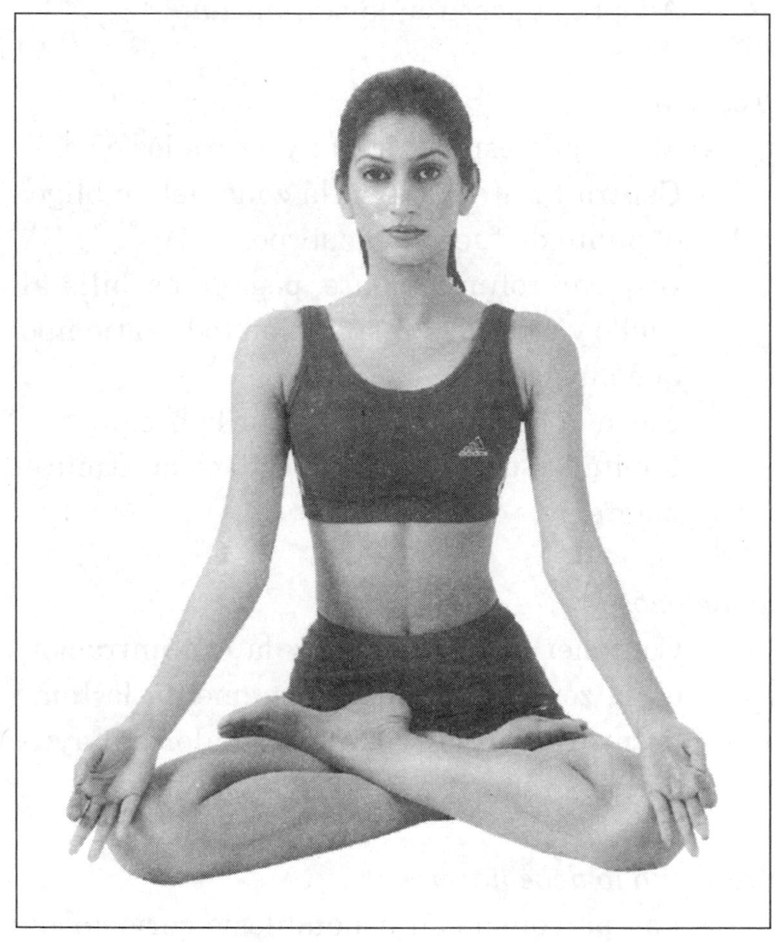

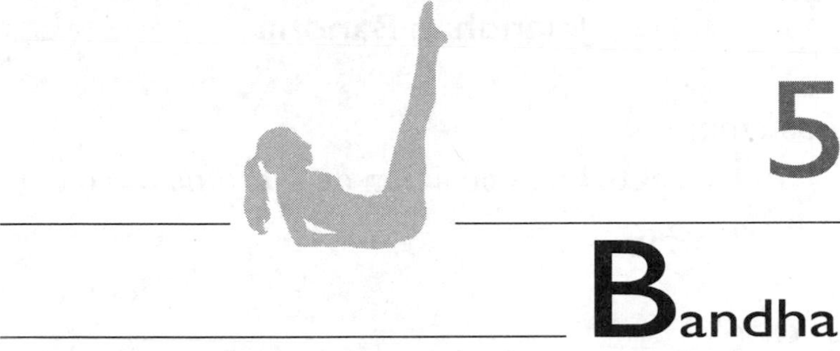

5

Bandha

Las *bandhas* son cierres neuromusculares que eliminan bloqueos del sistema glandular. La realización de *bandhas* presiona y activa las glándulas endocrinas. Esto potencia la secreción de hormonas, pues las glándulas son de naturaleza porosa. Así, los niveles hormonales de la corriente sanguínea cambian, ayudando a reducir peso.

Jalandhar Bandha

Posición:

– Colócate en la posición de *padmasana* o *vajrasana*.

Técnica:

– Inspira profundamente, llénate los pulmones de aire, eleva el pecho y contén la respiración.
– Dobla la barbilla hacia abajo sobre el cuello y presiona con fuerza. Contén la respiración entre treinta segundos y un minuto.
– Eleva la barbilla y continúa conteniendo la respiración. Cuando la cabeza vuelva atrás a su posición previa, espira por la nariz.
– Repite este ciclo tres veces.

Beneficios:

– Cuando presionamos la barbilla hacia abajo sobre la raíz del cuello, las glándulas tiroides y paratiroides se activan y segregan tiroxina. Esta hormona ayuda a reducir el estrés.
– Ayuda a controlar las enfermedades de la glándula tiroides.

Quién no lo debe hacer:

– Las personas que sufran espondilosis cervical

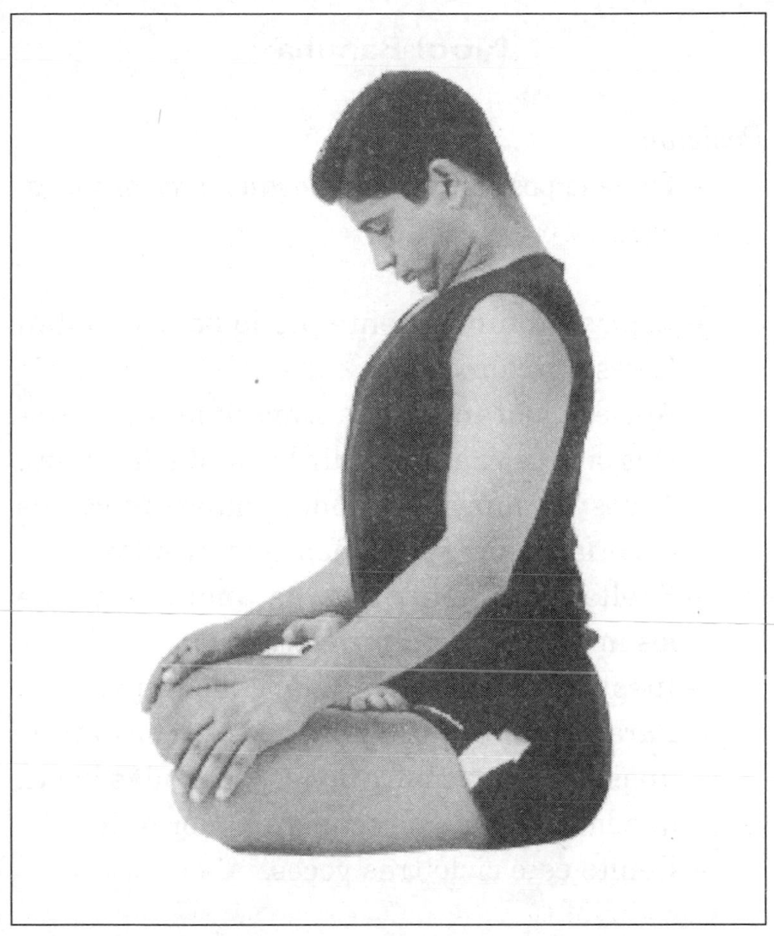

no deben realizar esta *bandha*, ya que tienen prohibido doblar el cuello hacia delante.

– Esta *bandha* sólo es adecuada para las personas con niveles de tiroxina bajos. Quienes tengan niveles de tiroxina elevados no deberían practicarla.

Mool Bandha

Posición:

– Toma la postura de *padmasana* o *sahajasana*.

Técnica:

– Espira profundamente por la boca y contén la respiración.
– Aprieta lentamente la zona anal (como harías si quisieras impedir la salida de orina). Todos los músculos abdominales inferiores deberían estar fuertemente contraídos.
– Suelta lentamente la zona anal y expande los músculos abdominales.
– Inspira lentamente y relaja el cuerpo.
– Para realizar la *bandha* otra vez, haz antes unas cuantas respiraciones profundas hasta que la respiración recupere la normalidad.
– Repite este ciclo tres veces.

Beneficios:

– Mejora la secreción de las glándulas situadas en la parte baja del vientre. Ello incrementa la vitalidad y la capacidad sexual.

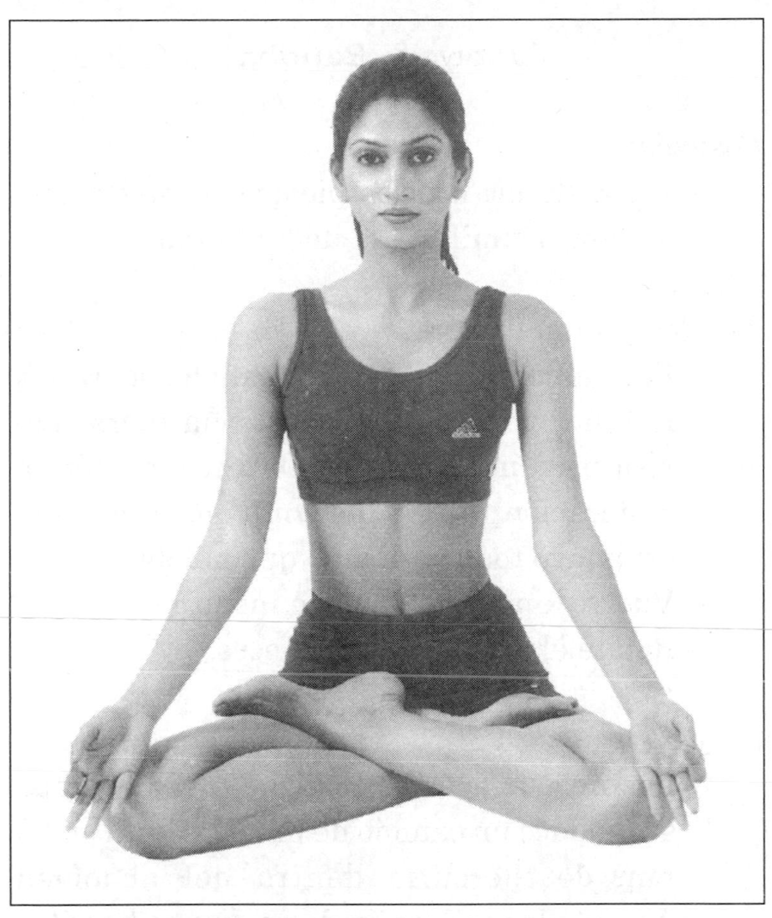

Quién no lo debe hacer:

- Las personas que sufran hemorroides deben practicar esta *bandha* bajo la guía de un experto.
- Las mujeres que tengan problemas ginecológicos deben consultar a un médico antes de realizar esta *bandha*.

Uddiyana Bandha

Posición:

– Ponte de pie con los pies separados a una distancia similar a la de los hombros.

Técnica:

– Baja el cuerpo y pon las palmas sobre las rodillas, con los pulgares hacia fuera. Espira profundamente por la boca, contén la respiración (*wahiyah kumbhak*) y mete el estómago todo el tiempo que puedas.
– Vuelve a ponerte de pie e inspira.
– Repite el ciclo dos o tres veces.

Beneficios:

– Las investigaciones realizadas indican que se produce un cambio de presión de -20 a -80 mm de mercurio dentro del abdomen durante la realización de *uddiyana bandha*.

Quién no lo debe hacer:

– Las personas que sufran dolores en la parte baja de la espalda deben realizar esta *bandha* sentados o de pie.

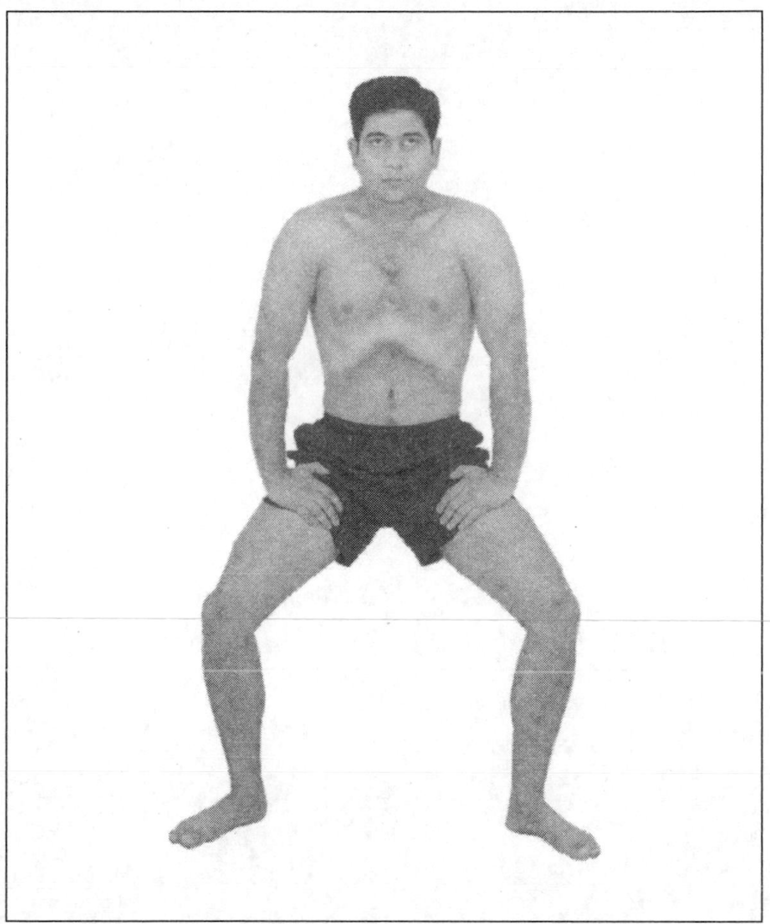

– Las personas que padezcan de asma no deberían contener la respiración durante demasiado tiempo.

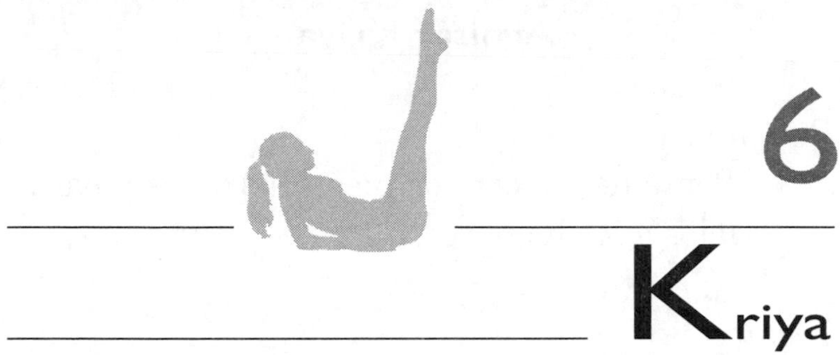

6 Kriya

Las *kriyas* yóguicas aumentan la cantidad de oxígeno consumida por el cuerpo. Esto afecta al funcionamiento del corazón y de los pulmones. Acelera el bombeo de sangre y hace más profunda la respiración, enriqueciendo así la oxigenación corporal. Esto, a su vez, incrementa el ritmo metabólico, y ayuda a reducir peso.

Agnisar Kriya

Posición:

– Ponte de pie con los pies separados y paralelos a los hombros.

Técnica:

– Flexiona las rodillas, baja el cuerpo y pon las palmas de las manos sobre las rodillas con los pulgares hacia fuera.
– Espira profundamente por la boca y contén la respiración (*wahiyah kumbhak*).
– Conteniendo la respiración, mueve tus músculos abdominales hacia dentro y hacia fuera todas las veces que puedas.
– Repítelo diez veces y ve aumentando progresivamente hasta hacer entre cincuenta y setenta ciclos sin parar.
– Ponte de pie e inspira.
– Recupera el ritmo de respiración normal y relájate.

Beneficios:

– Mejora el movimiento peristáltico del intestino y favorece la digestión.

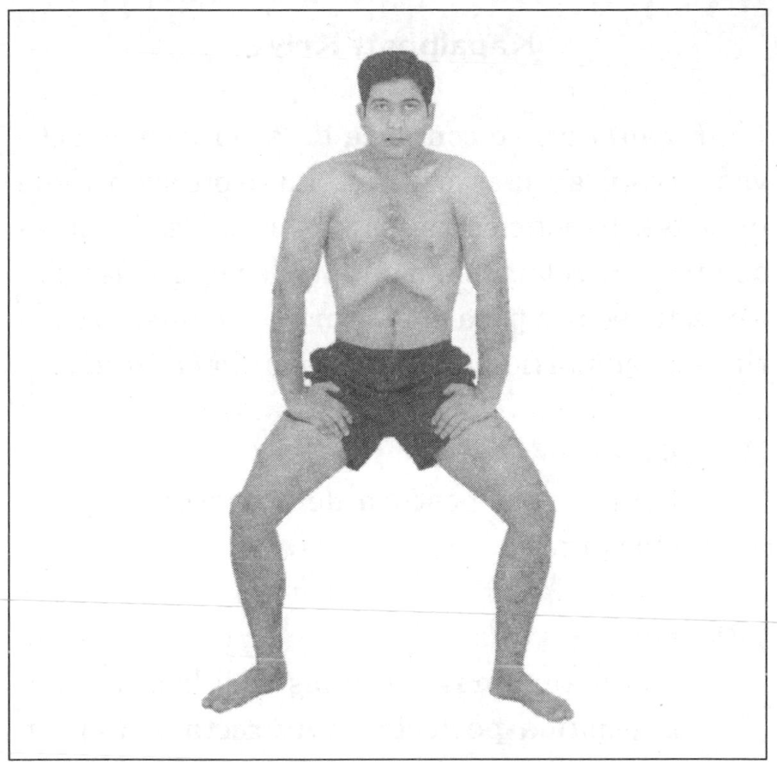

- Ayuda a eliminar las heces acumuladas en el intestino y consecuentemente controla el estreñimiento.
- Fortalece los músculos abdominales y elimina la grasa de la zona abdominal.

Quién no lo debe hacer:

- Las personas que han sufridos operaciones de hernia o de estómago deberían consultar al médico antes de realizar esta *kriya*.

Kapalbhati Kriya

Kapalbhati se compone de espiraciones activas e inspiraciones pasivas. La espiración tiene inmensos beneficios físicos y espirituales, además de procurar relajación mental. Ciertos gurús utilizan esta técnica para potenciar el crecimiento espiritual, y en particular para activar la *kundalini*.

Posición:

- Ponte en la postura de *vajrasana* o *padmasana*.

Técnica:

- Pon las palmas sobre las rodillas, mantén la espalda perfectamente recta y mantén un hueco de cuatro dedos entre la barbilla y la parte alta del pecho. Puedes dejar los ojos cerrados. Mantén la zona cervical recta y trata de sentir el *prana* fluyendo por la columna.
- Realiza espiraciones enérgicas, poderosas y activas, e inspiraciones pasivas siguiendo un ritmo constante. Con cada espiración, el estómago debería golpear en la columna, es decir, debes meter el estómago hacia dentro. Entre cada dos espiraciones debería

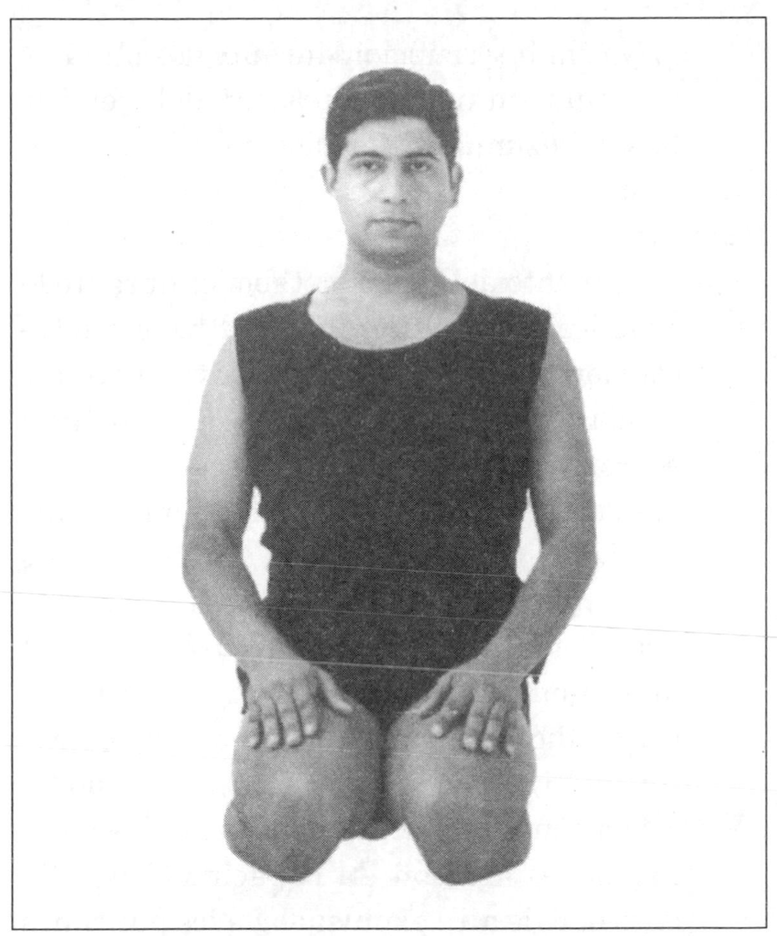

producirse una inspiración automática que devuelva el estómago a su posición original.

– Comienza por practicar cincuenta espiraciones sin parar; después incrementa la cuenta hasta cien. Seguidamente realiza la *kriya* sin interrupción durante dos minutos y ve aumentando la duración del ejercicio hasta diez minutos diarios.

Beneficios:

– El aumento del ritmo metabólico durante la práctica de *kapalbhati kriya* hace que se convierta en un ejercicio cardiovascular que ayuda a perder peso. El efecto de *kapalbathi* sobre la resistencia cardiovascular es fenomenal. Los descubrimientos de mi estudio realizado con alumnos universitarios (durante diez semanas) indicaron que la práctica asidua de *kapalbathi* durante quince minutos diarios mejora la resistencia cardio-respiratoria. Otros parámetros como el ritmo de respiración en estado de relajación, el pulso, la capacidad de contener la respiración, la capacidad vital (la cantidad de aire expulsado de los pulmones después de una inspiración profunda) y la resistencia cardiovascular (la capacidad de los sistemas respiratorio y circulatorio de ajustarse al ejercicio vigoroso y recuperarse de él) también mejoraron significativamente, produciendo un incremento general de la forma física.

– Ayuda a eliminar el exceso de grasa corporal activando el movimiento peristáltico. Debido a las espiraciones activas rítmicas, el estómago se mueve hacia dentro y hacia fuera, afectando a todo el canal alimentario. Esto elimina todo tipo de heces y residuos indeseables de esa zona.
– Cambia el patrón respiratorio defectuoso de las personas que respiran por la boca o que roncan.
– Ayuda a curar la sinusitis, las migrañas y la hipertensión. Las espiraciones enérgicas enriquecen el cuerpo, limpiándolo de toxinas y del aire indeseado que se queda en el sistema, incrementando la cantidad incorporada de oxígeno, y por tanto revitalizando todo el sistema.
– Ayuda a despertar el chakra inferior llamado *muladhara* y esto, a su vez, activa la *kundalini*.

Quién no lo debe hacer:
– Las personas que sufran hipertensión, problemas ginecológicos, dolencias estomacales, o que hayan sufrido operaciones recientemente no deberían practicar esta *kriya* sin consultar antes al médico.

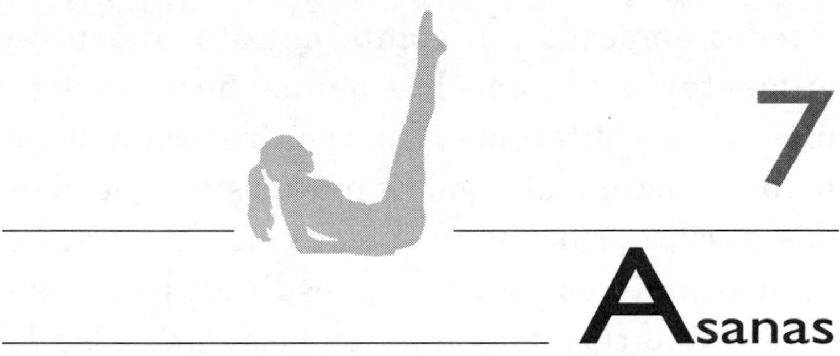

7 Asanas

Si se realizan con diligencia y concentración, las *asanas* son la práctica yóguica clave para perder peso. Esto requiere una práctica rigurosa y continuada. Cada postura debe mantenerse un buen rato. Existen dos modos de hacerlo:

- Aumentar paulatinamente la duración de cada postura.
- Aumentar paulatinamente la frecuencia con que se practica la postura.

Al principio, el cuerpo se tomará su tiempo para adaptarse al estrés y a la tensión causadas por las *asanas*, de modo que comienza lentamente.

Puedes empezar con veinte minutos diarios e aumentar el tiempo hasta una hora en tres meses. Los diferentes cuerpos reaccionan de manera distinta al yoga. Es muy posible que pierdas peso al principio, y que después, a pesar de aumentar el esfuerzo, los resultados no sean extraordinarios. Hay que ser pacientes. Con la práctica regular del *pranayama*, *bandhas, kriyas* y *asanas*, conseguirás la forma corporal ideal y un aspecto deslumbrante.

Surya Namaskar

La técnica de salutación solar recibe el nombre de *surya namaskar*. Antiguamente, los yoguis solían saludar al señor Surya mirando al sol y realizando esta serie de movimientos, que es una combinación de diez *asanas*. Generalmente se practica como ejercicio de calentamiento antes de las demás *asanas*. Se ha de realizar de manera cíclica acompañándolo con la recitación de doce *mantras* dedicados al Señor Surya. Se aconseja recitar estos *mantras* en cada *asana*.

Técnica:

- Ponte de pie con los pies juntos. Une las palmas de las manos frente al pecho. Cierra los ojos y respira con regularidad. Ahora recita el *mantra*: «*Om mitraya namaha*».
- Inspira y estira las palmas directamente hacia delante de tu pecho, poniéndolas paralelas al suelo. Estira los brazos por encima de la cabeza, encerrando los hombros y las orejas, y estíralos hacia atrás. Entre tanto, recita el *mantra: «Om ravaye namaha»*.

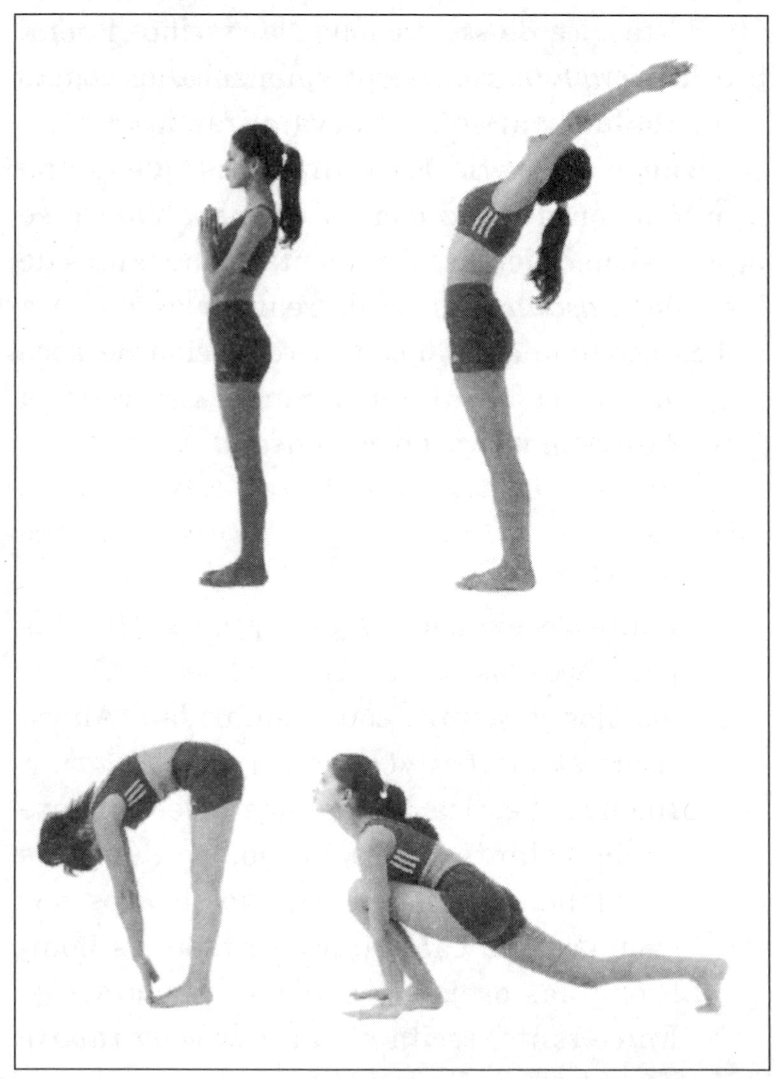

– Espira y dobla el cuerpo hacia delante hasta que tus dedos, palmas o manos toquen el suelo a ambos lados de los pies. Procura tocarte las rodillas con la cabeza y relájate. Ahora recita el *mantra: «Om suryaya namaha»*.

– Inspira y echa hacia atrás la pierna derecha, poniendo las manos en el suelo a los lados de tu pierna izquierda. Estira la espalda y arquéala todo lo que puedas. Evita que la rodilla derecha toque el suelo. Ahora recita el *mantra, «Om bhanave namaha.»*

– Espira y echa la pierna izquierda hacia atrás, formando una línea recta desde la cabeza hasta los dedos de los pies. Equilibra el peso corporal sobre los dedos de los pies y las palmas. Entre tanto, recita el *mantra: «Om khagaya namaha»*.

– Contén la respiración y apoya las rodillas en el suelo. Ahora dobla los codos, presionando con el pecho y la frente en el suelo. En esta postura, tus dedos, rodillas, pecho y frente deberían tocar el suelo. Recita el *mantra: «Om pushnaya namaha»*.

– Inspira y estira la parte superior del cuerpo hacia arriba, estirando los hombros y arqueando la espalda para mirar al cielo. Recita el *mantra: «Om hiranya garbhaya namaha»*.

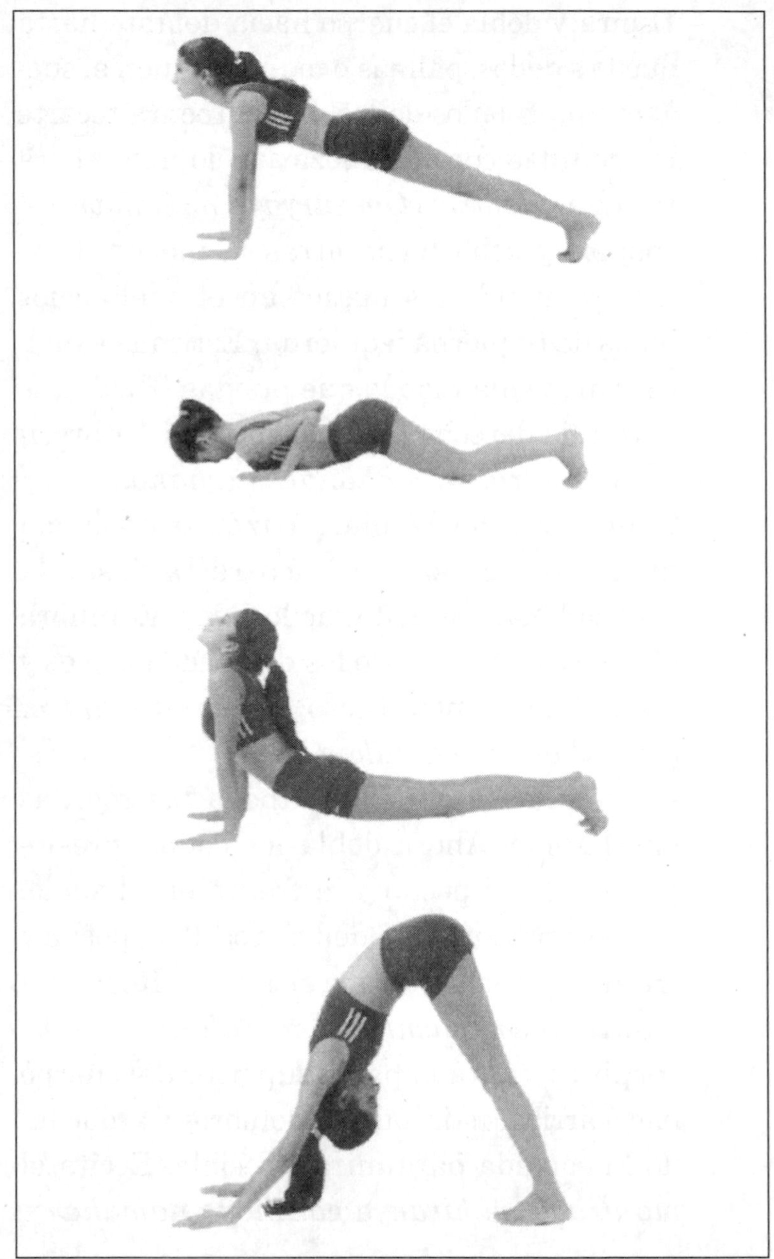

– Espira y eleva las caderas todo lo alto que puedas, metiendo el mentón todo lo posible hacia el pecho mientras te miras el ombligo. Los talones deben seguir presionando contra el suelo. Recita el *mantra: «Om marichaya namaha».*
– Inspira y lleva la pierna izquierda hacia delante. Arquea la espalda hacia atrás. Ahora recita el *mantra: «Om adityaya namaha».*
– Espira y junta las dos piernas delante, como en la tercera postura, y tócate los dedos de los pies. Recita el *mantra: «Om savitre namaha».*
– Inspira y estira las manos por encima y por detrás de la cabeza, como en la segunda postura. Recita el *mantra: «Om arkaya namaha».*
– Espira y vuelve a la primera postura. Recita el *mantra: «Om bhaskaraya namaha».*

Beneficios:
– *Surya namaskar,* al ser una combinación de doce posturas, mejora la flexibilidad de todo el cuerpo. Si se realiza más rápido que la velocidad *yóguica* habitual, puede mejorar la resistencia cardio-respiratoria, lo que es un objetivo importante de las tablas de ejercicios usadas para mantener la forma física.

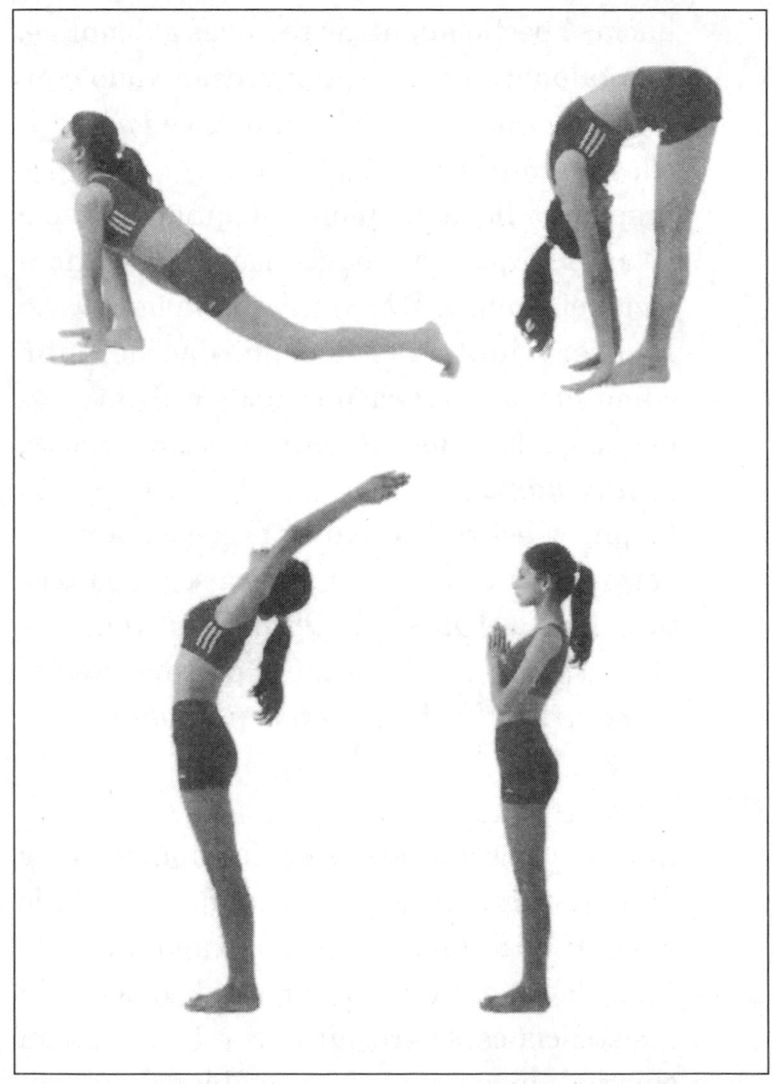

– La idea de que el yoga no adelgaza es equivocada. Si uno practica diez ciclos de *surya namaskar* y va aumentando progresivamente hasta cien ciclos, perderá peso definitivamente.
– Quita los *granthis* (bloqueos físicos del cuerpo), logrando que éste tenga un aspecto joven, radiante y lustroso.
– Mejora el sistema inmunológico, proporcionando así una mayor resistencia a las con[illegible]máticas. Esto queda claro cuando [illegible] yoguis de los Himalayas deambulando medio desnudos entre montañas cubiertas [illegible]
– Otro beneficio es que equilibra los chakras, desde *muladhara* (el chakra raíz) hasta *brahamarandra* (el chakra coronario).

Chicago Public Library
Little Village
6/17/2016 2:09:38 PM
-Patron Receipt-
ITEMS BORROWED:
1:
Title: Yoga para adelgazar /
Item #: R0431153725
Due Date: 7/8/2016
-Please retain for your records-
MOSQUEDA

Quién no lo debe hacer:

– Las personas que sufren dolores de espalda agudos o cualquier otro problema de la columna vertebral deberían consultar al médico antes de realizar esta *asana*.
– Las personas que sufren dolores de rodillas agudos deberían realizar estas *asanas* muy lentamente y bajo la guía de un experto.

Tadasana

Posición:

– Ponte de pie en posición erguida.

Técnica:

– Separa los pies unos 30 o 35 cm.
– Levanta las dos manos sobre la cabeza y mantén las palmas juntas.
– Álzate sobre los dedos de los pies y estira la totalidad de tu cuerpo hacia arriba lo máximo posible.
– Mantén esta postura entre treinta segundos y un minuto. Sigue con la respiración tan normal y relajada como puedas mientras realizas el ejercicio.
– Echa las manos hacia atrás lentamente y espira. Vuelve a apoyar los talones en el suelo y pon las manos a los lados de los muslos.

Beneficios:

– Ayuda a eliminar la rigidez de la columna y el cansancio de la parte alta del cuerpo.
– Fortalece los tobillos, las articulaciones menores del pie y los músculos de las pantorrillas.

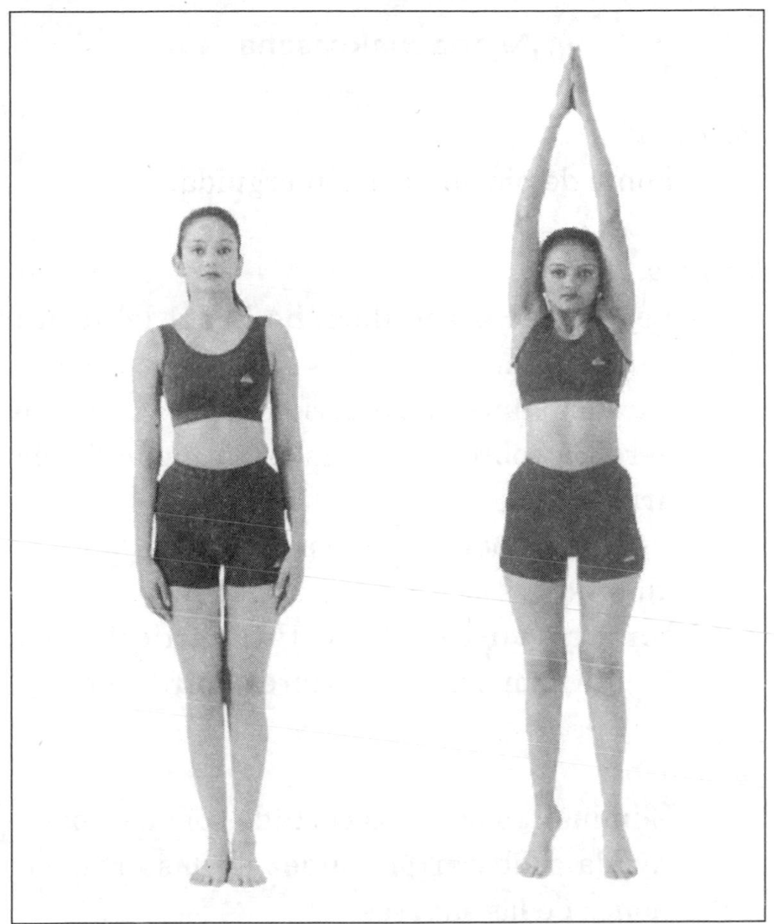

Quién no lo debe hacer:

- Las personas que sufran fuertes dolores de tobillos pueden practicar esta postura con los talones en el suelo.
- Las personas que sufren de hombros trabados deberían evitar estirar mucho los brazos.

Ardhachakrasana

Posición:

– Ponte de pie en posición erguida.

Técnica:

– Levanta el brazo derecho hasta la altura del hombro.
– Gira la palma hacia arriba y eleva tu mano derecha sobre la cabeza, estirándola hacia arriba.
– Espira y dobla el cuerpo hacia el lado izquierdo.
– Inspira y vuelve a la postura vertical.
– Repite el mismo ciclo sobre el otro lado.

Beneficios:

– Elimina grasa de los costados del cuerpo.
– Ayuda a liberar la rigidez en las articulaciones de las caderas.
– Ayuda a curar el asma. Cuando te doblas hacia un lado, un pulmón se alarga mientras que el otro se acorta. Pasar la carga de los dos pulmones a uno limpia los bloqueos energéticos pulmonares y mejora la capacidad funcional del sistema respiratorio.

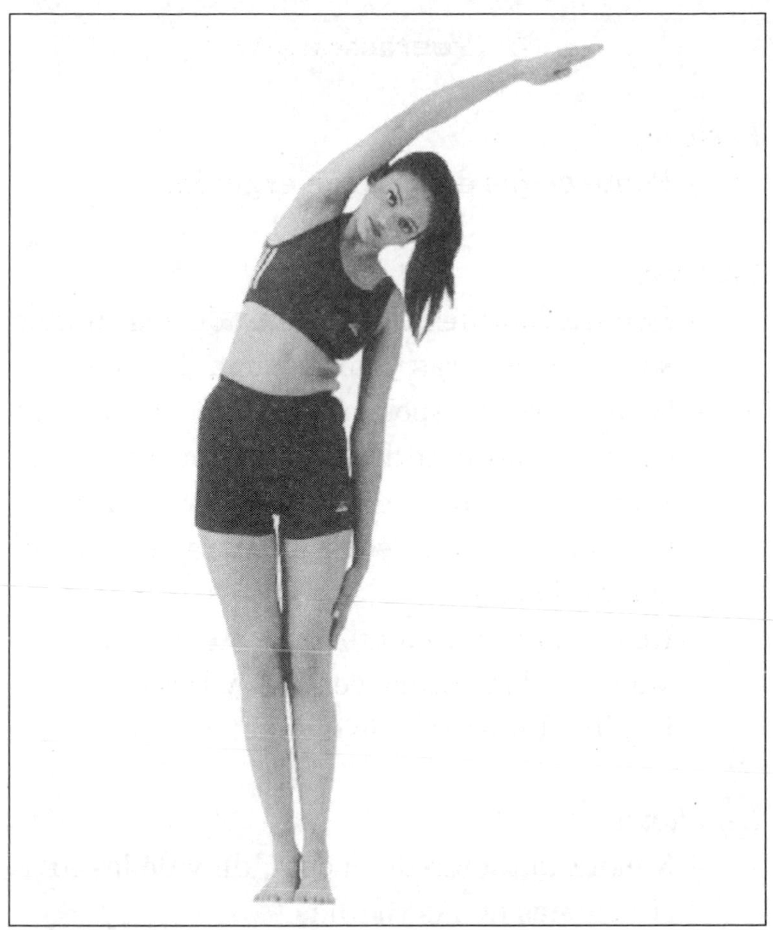

Lo que no hay que hacer:

- No te dobles hacia delante y hacia atrás en esta postura.
- En esta postura no contengas la respiración.

Veerasana

Posición:

– Ponte de pie en posición erguida.

Técnica:

– Separa los pies, manteniendo las manos sobre las caderas y mira hacia delante.
– Gira todo el cuerpo hacia la derecha. Gira los dedos del pie derecho en la misma dirección.
– Inspira lentamente y dobla la rodilla frontal todo lo que puedas mientras estiras el cuerpo hacia atrás.
– Respira normalmente y mira al cielo.
– Vuelve a la postura vertical y relájate.
– Repite el mismo ciclo en el otro lado.

Beneficios:

– Mejora la fuerza de la espalda y de las articulaciones de las rodillas.
– Elimina la pereza y la somnolencia, pues el estiramiento de la región del ombligo rejuvenece el cuerpo.
– Elimina los defectos posturales y mantiene la espalda recta.
– Elimina el doble mentón al estirar el cuello hacia atrás.

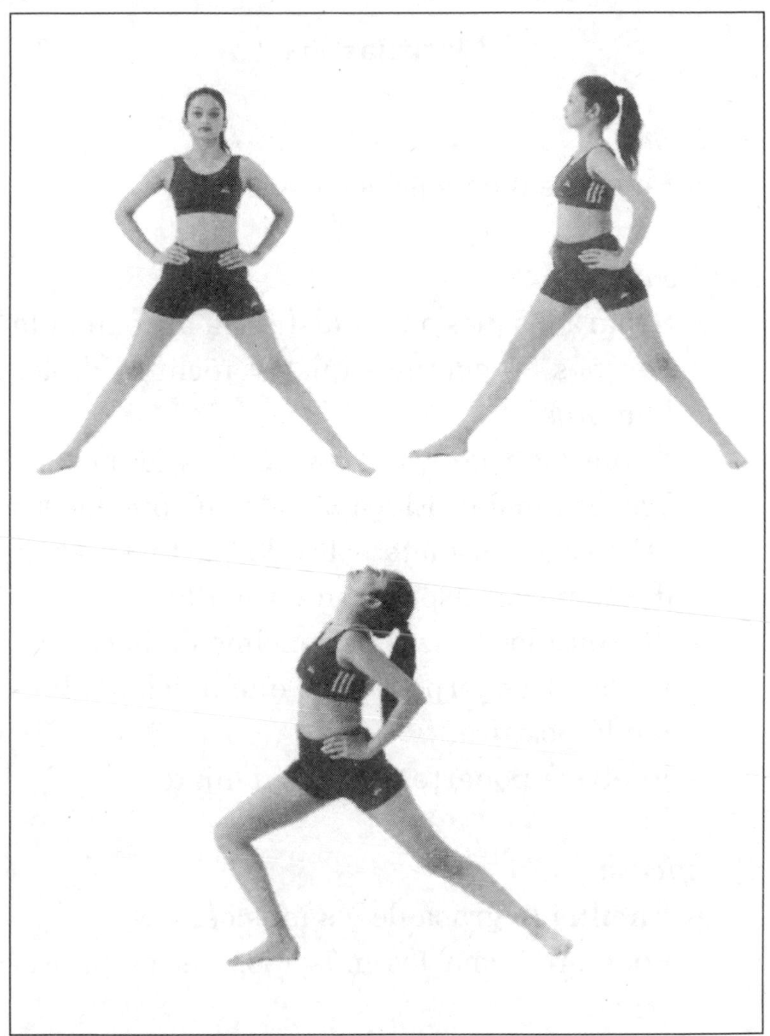

Quién no lo debe hacer:

– Las personas que sufran dolores de espalda deberían practicar esta *asana* con mucha suavidad y evitar estirarse hacia atrás.

Natrajasana

Posición:

– Ponte de pie en posición erguida.

Técnica:

– Separa los pies a una distancia aproximada de unos 30 cm. más que la anchura de los hombros.
– Dobla las rodillas y mantén las manos sobre los muslos. Eleva todo lo que puedas los talones y yérguete sobre la parte anterior de los pies. Respira con normalidad.
– Levanta los brazos por encima de la cabeza y eleva tu cuerpo todo lo que puedas. Mantén la postura.
– Vuelve a ponerte en pie y relájate.

Beneficios:

– Elimina la grasa de los muslos.
– Pone en forma los músculos de las pantorrillas.
– Fortalece los tobillos.
– Elimina la rigidez de la parte superior del cuerpo.

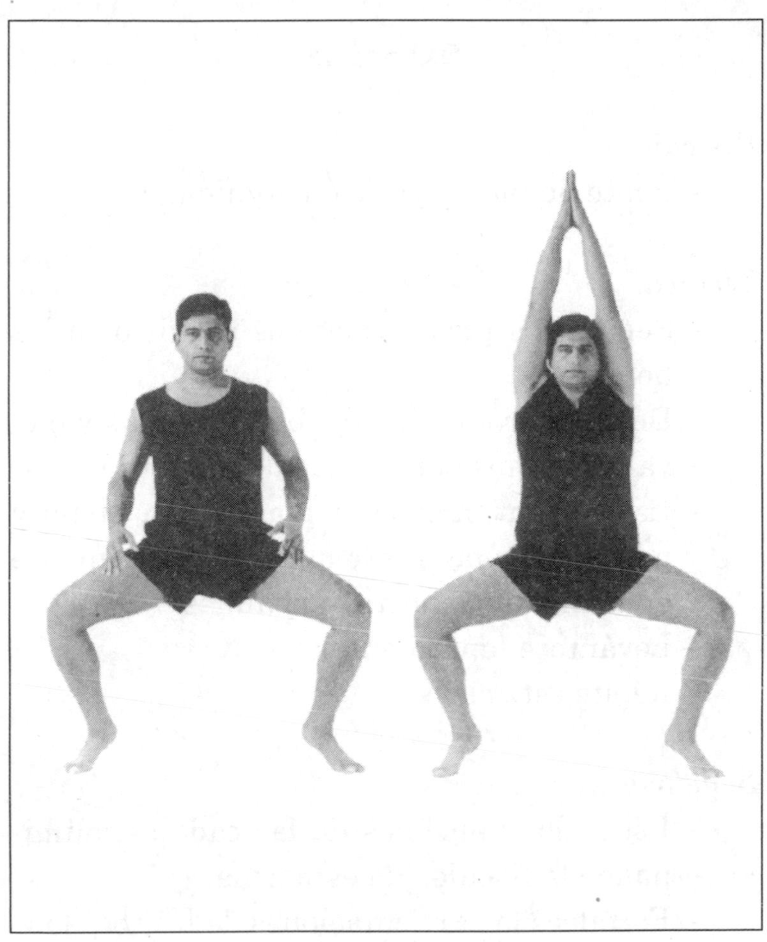

Quién no lo debe hacer:

- Las personas que padecen de artritis en las articulaciones de las rodillas o las que han sufrido operaciones de rodilla deberían consultar al médico antes de realizar esta *asana*.

Bakasana

Posición:

– Ponte de pie en posición erguida.

Técnica:

– Separa los pies y colócalos paralelos a los hombros.
– Dobla las rodillas todo lo que puedas y eleva las manos por encima de la cabeza.
– Espira lentamente, dóblate hacia abajo y pon las palmas sobre el suelo. Concéntrate en la distancia entre las palmas.
– Levántate lentamente.
– Repite este ciclo.

Beneficios:

– Estira los músculos de las caderas, eliminando la flacidez de esta zona.
– Fortalece las articulaciones de las rodillas.
– Estira toda la espalda.

Quién no lo debe hacer:

– Las personas que sufren problemas o agudos dolores de espalda deberían evitar esta *asana*.

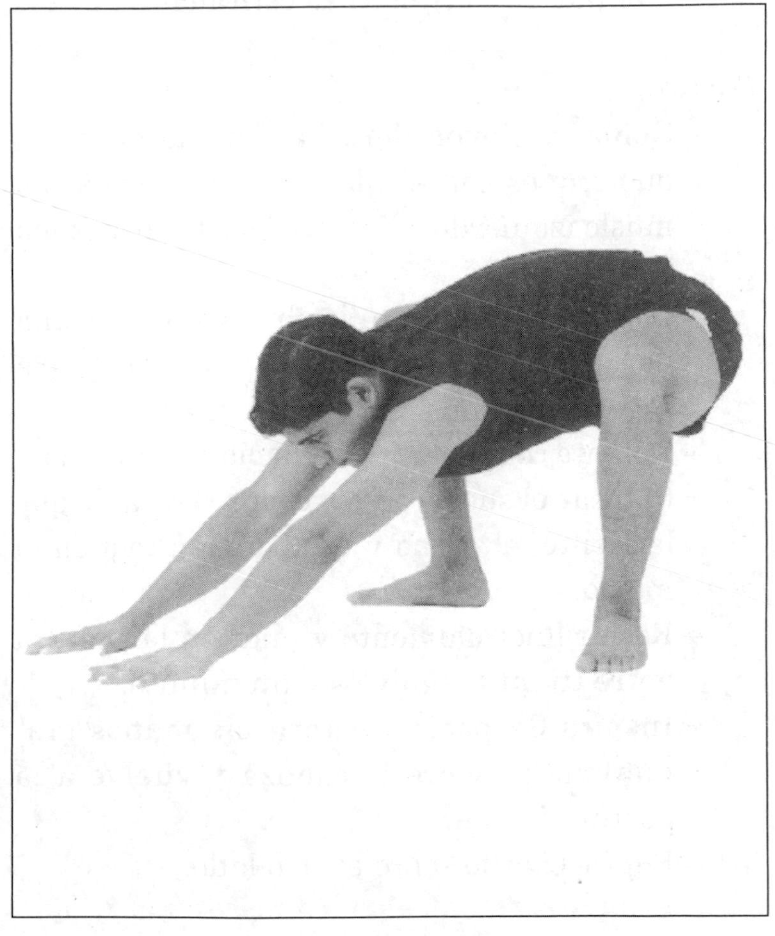

Janusirasana

Posición:

– Siéntate con las piernas estiradas.

Técnica:

– Dobla la pierna derecha y ponla de modo que toques con el pie la parte interna del muslo izquierdo. El talón debe tocar la zona de la ingle.
– Levanta lentamente los brazos por encima de la cabeza. Entrecruza los dedos para cogerte el talón.
– Dóblate completamente hacia delante, hasta tocar el suelo con los codos. Trata de que la frente, el pecho y el abdomen toquen el muslo.
– Respira normalmente y mantén la postura entre treinta segundos y un minuto.
– Inspira despacio, levanta las manos gradualmente sobre la cabeza y vuelve a la postura inicial.
– Repite el ciclo sobre el otro lado.

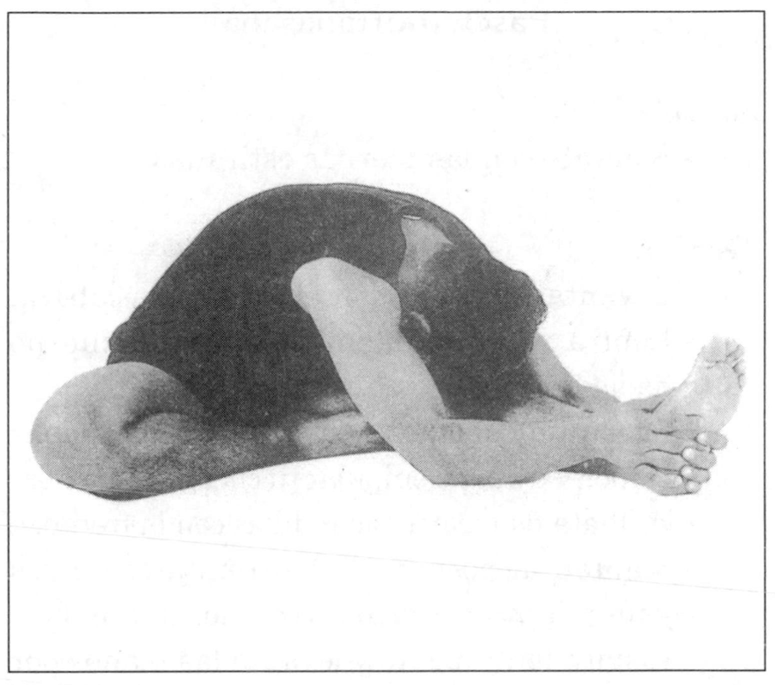

Beneficios:

– Ayuda a eliminar la rigidez de la columna.
– Estira las pantorrillas, caderas, muslos, tobillos, y elimina la flacidez de todas estas zonas.
– Presiona el abdomen, mejorando la digestión.

Quién no lo debe hacer:

– Las personas que sufran dolores en la parte baja de la espalda deberían evitar esta *asana*.

Paschimottanasana

Posición:

– Siéntate con las piernas estiradas.

Técnica:

– Levanta los brazos por encima de la cabeza.
– Espira profundamente y dobla el cuerpo hacia delante.
– Agárrate los dedos o los talones con ambas manos y trata de empujar tu cuerpo hacia abajo. Trata de tocarte las rodillas con la frente.
– Mantén la postura entre treinta segundos y un minuto respirando con normalidad.
– Inspira lentamente y levanta las manos por encima de la cabeza antes de volver a la postura sentada.

Beneficios:

– Ayuda a eliminar la rigidez de la columna.
– Estira las pantorrillas, caderas, muslos, tobillos, eliminando la flacidez de esas zonas.
– Presiona el abdomen, mejorando la digestión.

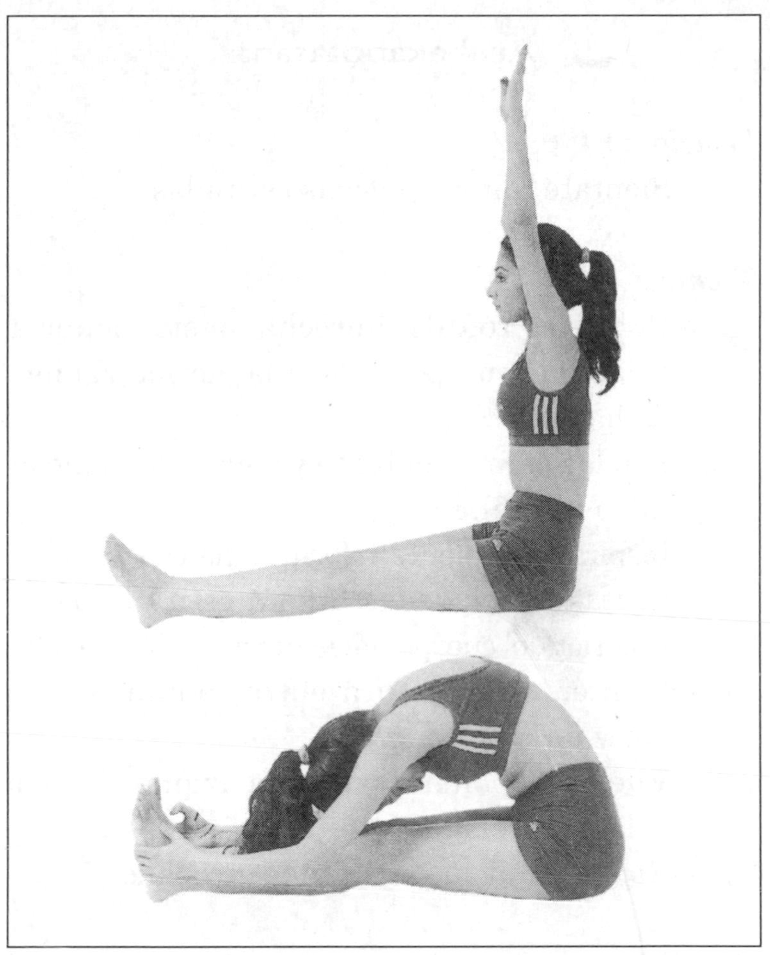

Quién no lo debe hacer:

- Las personas que sufran dolores en la parte baja de la espalda deberían evitar esta *asana*.

Ardhakapotasana

Posición:

– Siéntate con las piernas estiradas.

Técnica:

– Dobla la rodilla derecha hasta ponerla delante el cuerpo, y lleva la pierna izquierda hacia atrás.
– Pon las palmas delante y aleja de la ingle el talón frontal.
– Inspira lentamente y forma una copa con las puntas de los dedos. Ahora estira la parte superior del cuerpo hacia atrás y mira al cielo.
– Mantén esta postura entre treinta segundos y un minuto.
– Vuelve a poner la pierna izquierda por delante y relájate.
– Repite el mismo ciclo en el otro lado.

Beneficios:

– Estira la parte externa de los muslos, poniéndolos en forma.
– Elimina el doble mentón.
– Estira el abdomen y elimina la grasa de la zona abdominal.
– Estira los músculos de la espalda.

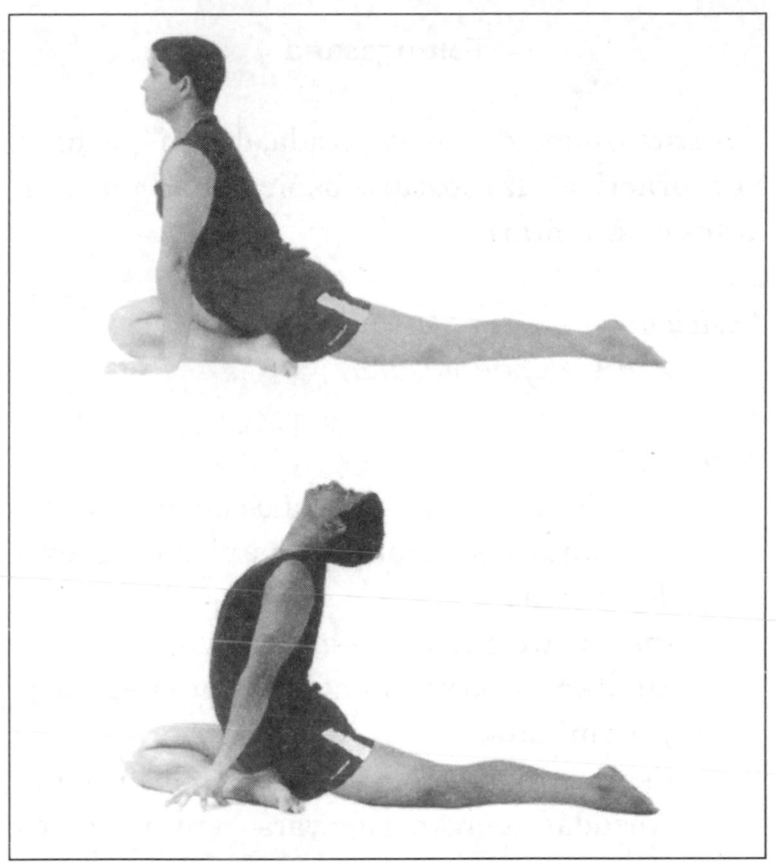

Quién no lo debe hacer:

– Las personas que sufran dolores agudos en la parte baja de la espalda y tengan rígidas las articulaciones de las rodillas deberían evitar esta *asana*.

Tolungasana

Ésta es una *asana* avanzada, de ahí que haya que practicar la postura básica (*padmasana*) antes de intentarla.

Posición:

– Ponte en *padmasana*.

Técnica:

– Coloca las manos a los lados de las caderas y levanta las caderas y las piernas cruzadas del suelo.
– Inspira y contén la respiración.
– Mantén la postura entre treinta segundos y un minuto.
– Espira y deja que las caderas y las piernas cruzadas vuelvan a apoyarse lentamente en el suelo.
– Descruza las piernas y vuelve a la posición sentada.

Beneficios:

– Fortalece toda la parte superior el cuerpo, incluyendo el pecho, los hombros, los antebrazos y las muñecas.
– Mejora la fuerza abdominal.

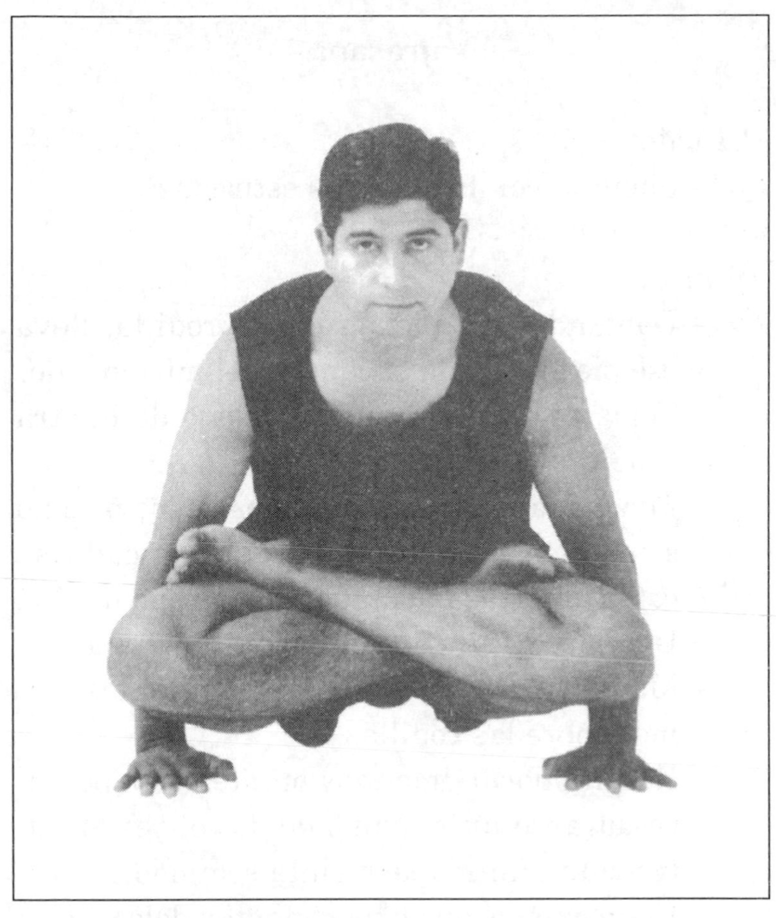

– Elimina la grasa de la parte superior del cuerpo.

Quién no lo debe hacer:

– Las personas que sufran de hombro dislocado o que alguna vez se hayan roto un codo deberían evitar esta postura.

Vajrasana

Posición:

– Siéntate con las piernas estiradas.

Técnica:

– Doblando una pierna por la rodilla, lleva ese pie debajo de la cadera del mismo lado.
– Toma el otro pie y ponlo debajo de la otra cadera.
– Ten cuidado de que los dedos de los pies no se toquen entre sí y de que las caderas estén abiertas hacia fuera, en forma de «V». Deberías estar sentado sobre los talones.
– Mantén la espalda erguida y apoya las palmas sobre las rodillas.
– Respira normalmente y mantén esta postura durante un máximo de dos o tres minutos y un mínimo de treinta segundos.
– Las personas que experimenten dolor en los tobillos al realizar esta *asana* pueden ponerse una almohada o cojín debajo de las caderas y otro debajo de los tobillos para reducir el dolor. Poco a poco, transcurrido algún tiempo, ve retirando el cojín de arriba, después el de abajo, y estarás en *vajrasana*.

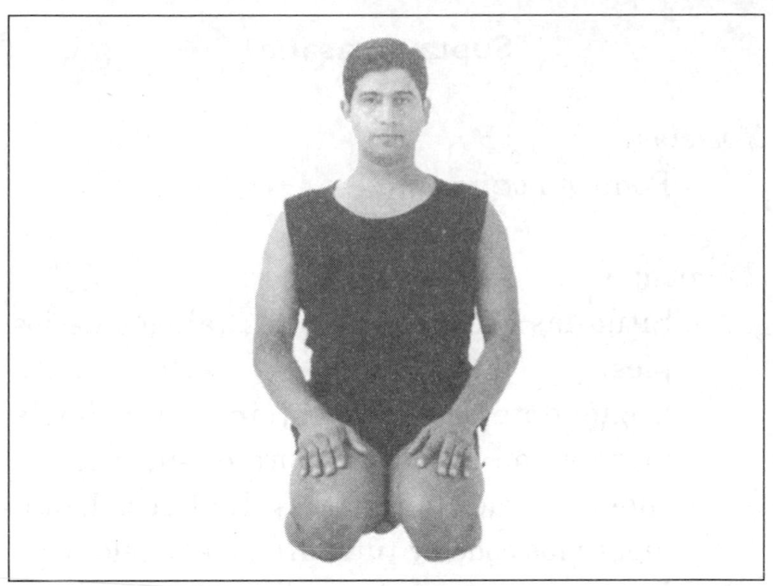

Beneficios:

- Ésta es la única *asana* que puede practicarse poco después de comer porque acelera la digestión.
- Ayuda a aumentar la flexibilidad de las articulaciones de los tobillos.
- Ayuda a mejorar la postura.

Quién no lo debe hacer:

- Las personas que sufran artritis graves no deberían intentar esta *asana*.
- Las personas que hayan sufrido operaciones de rodilla o columna deberían evitar esta *asana*.

Suptavajrasana

Posición:

– Ponte en *vajrasana*.

Técnica:

– Sitúa las caderas entre los talones de los pies.
– Cogiéndote los talones, inclínate hacia atrás y pon los codos sobre el suelo con el cuello estirado hacia atrás. Endereza lentamente los codos y túmbate en el suelo.
– Procura mantener las rodillas juntas y coloca las manos sobre los muslos.
– Mantén esta postura entre treinta segundos y un minuto.
– Cogiéndote los talones, avanza lentamente hacia arriba, apoyando los codos en el suelo. Presiona el suelo con las palmas y retorna lentamente a la postura sentada.
– Vuelve a estirar las piernas hasta quedarte sentado.

Beneficios:

– Estira los muslos.
– Fortalece las articulaciones de las rodillas y los músculos de la espalda.

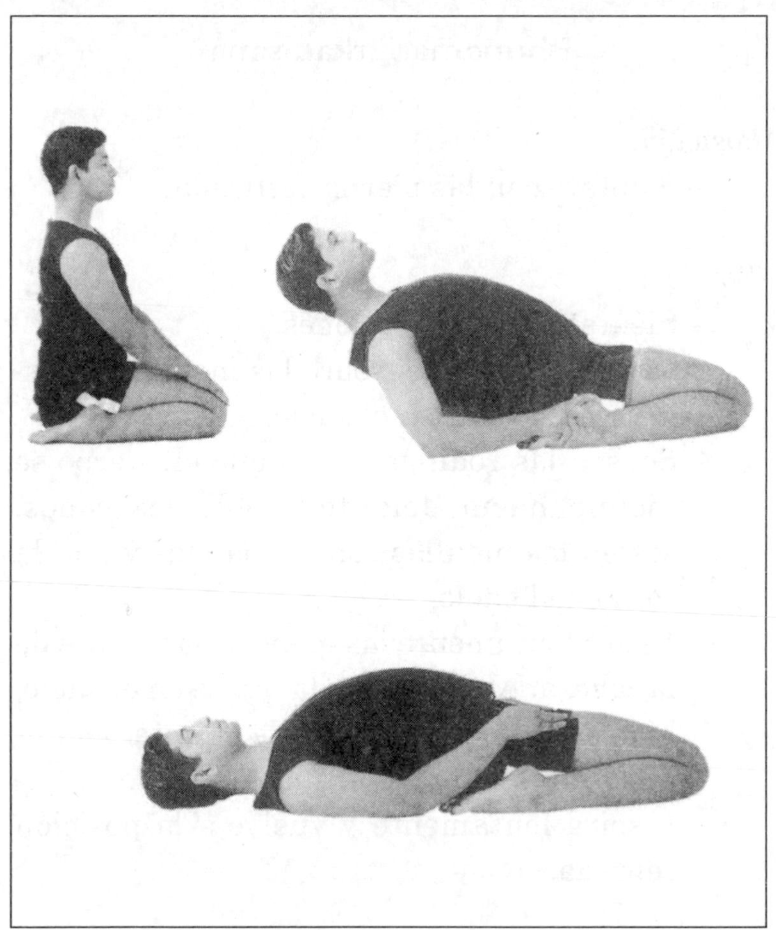

Quién no lo debe hacer:

- Las personas que sufran dolores de rodilla deberían evitar esta *asana*.

Bhunamanutkatasana

Posición:

– Siéntate con las piernas estiradas.

Técnica:

– Siéntate sobre los talones.
– Coloca las palmas sobre las mejillas y descansa los codos en el suelo.
– Separa las rodillas y deja que el cuerpo se incline hacia delante. Dobla los codos, sostén las mejillas con las palmas y pon la cara en el suelo.
– Estira lentamente las manos por delante de la cabeza. Ahora apoya la frente en el suelo.
– Mantén esta postura entre treinta segundos y un minuto, espirando despacio.
– Inspira lentamente y vuelve a la posición sentada.

Beneficios:

– Ayuda a eliminar grasa del trasero y muslos, y estira toda la espalda.
– Mejora el flujo de sangre de la parte alta del cuerpo, eliminando los bloqueos y la rigidez de todo el tronco corporal.
– Mejora la textura de la piel facial.

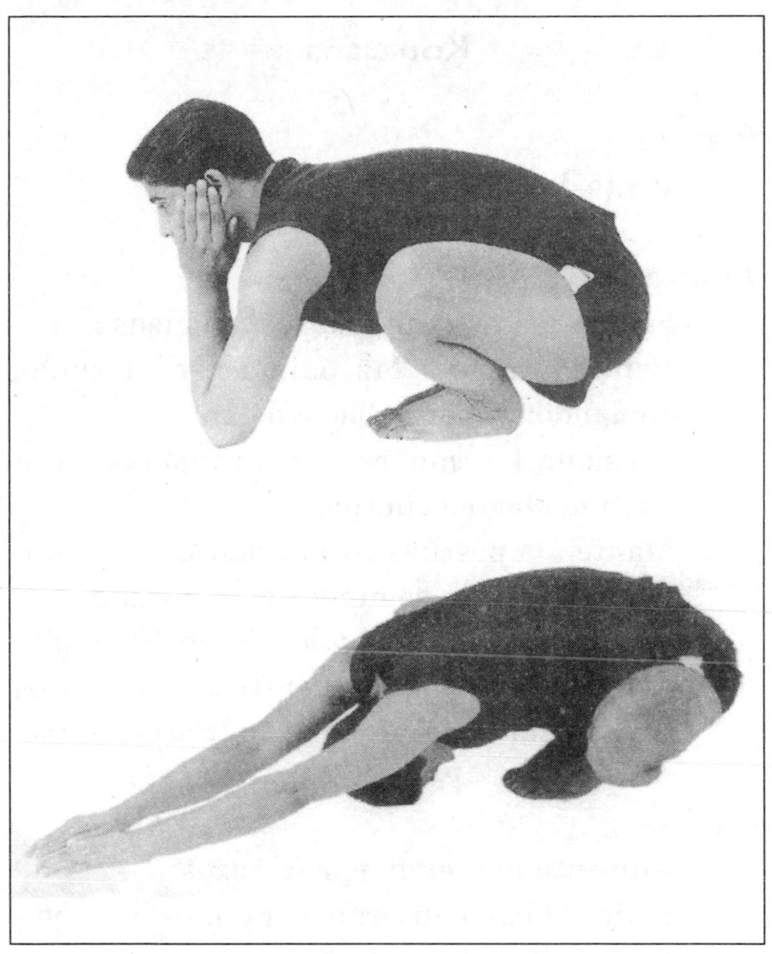

Quién no lo debe hacer:

- Esta es una *asana* avanzada, de modo que sólo deberían intentarla las personas que tengan un alto grado de flexibilidad.
- Las personas que sufran dolores de rodilla deberían evitar esta *asana*.

Konasana

Posición:

– Ponte de pie en posición erguida.

Técnica:

– Separa las piernas todo lo que puedas.
– Espira y apoya las palmas en el suelo, doblando el cuerpo hacia delante.
– Presiona las caderas, separándolas de la línea media del cuerpo.
– Mantén la postura respirando normalmente entre treinta segundos y un minuto.
– Moviendo los talones y los dedos de los pies hacia arriba y hacia dentro desde ambos lados, junta los talones. Inspira y ponte en pie.

Beneficios:

– Aumenta la fuerza de los brazos.
– Estira la parte interna de los muslos y ayuda a tonificarlos.
– Estira las caderas, los tendones de las corvas y las pantorrillas, además de eliminar la grasa de esas zonas.

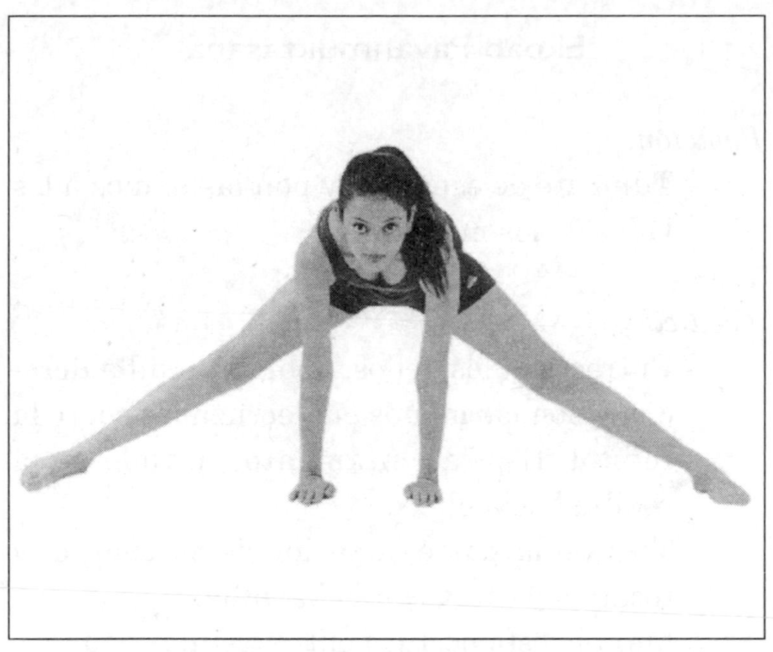

Quién no lo debe hacer:

– Las personas que sufran dolores agudos en la parte baja de la espalda deberían evitar esta *asana*.

Ekpad Pavanmuktasana

Posición:

– Túmbate de espaldas y pon las manos a los lados de los muslos.

Técnica:

– Entrecruza los dedos, dobla la rodilla derecha y pon las manos entrecruzadas sobre la rodilla. Espira lentamente, tirando de la rodilla hacia el pecho.
– Tira de la parte superior de tu cuerpo, y tócate la rodilla con la barbilla.
– Mantén esta postura entre treinta segundos y un minuto, respirando con normalidad.
– Relaja los brazos, estira la pierna y vuelve a tumbarte en posición supina.
– Repite el mismo ciclo sobre el otro lado.

Beneficios:

– Elimina el dolor de la parte baja de la espalda y la rigidez de la zona lumbar.
– Estira los tendones de las corvas y las caderas, eliminando el exceso de grasa de estas zonas.
– Mejora la flexibilidad de las articulaciones de las caderas y de las rodillas.

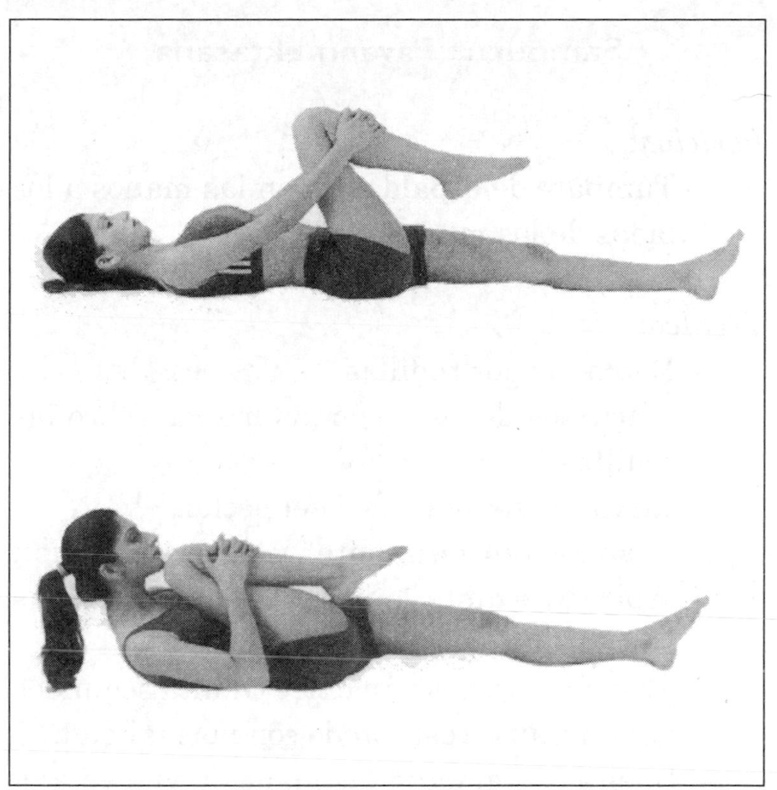

– Elimina gases no deseados del cuerpo, y por tanto la flatulencia.

Quién no lo debe hacer:

– Las personas que sufran espondilosis cervical no deberían llevar la barbilla hacia la rodilla; deberían dejar la cabeza apoyada en el suelo.

Sampurna Pavanmuktasana

Posición:

– Túmbate de espaldas y pon las manos a los lados de los muslos.

Técnica:

– Dobla las dos rodillas.
– Cruza los dedos y pon las manos sobre las rodillas.
– Lleva las rodillas hacia el pecho.
– Respira normalmente, y a continuación espira y levanta la barbilla hasta tocar las rodillas.
– Mantén esta postura entre treinta segundos y un minuto, respirando con normalidad.
– Suelta lentamente las manos y vuelve a la posición supina.

Beneficios:

– Elimina el dolor de la parte baja de la espalda y la rigidez de la zona lumbar.
– Estira las caderas y los tendones de las corvas, eliminando los excesos de grasa de esas zonas.
– Mejora la flexibilidad de las articulaciones de las caderas y de las rodillas.
– Elimina los gases.

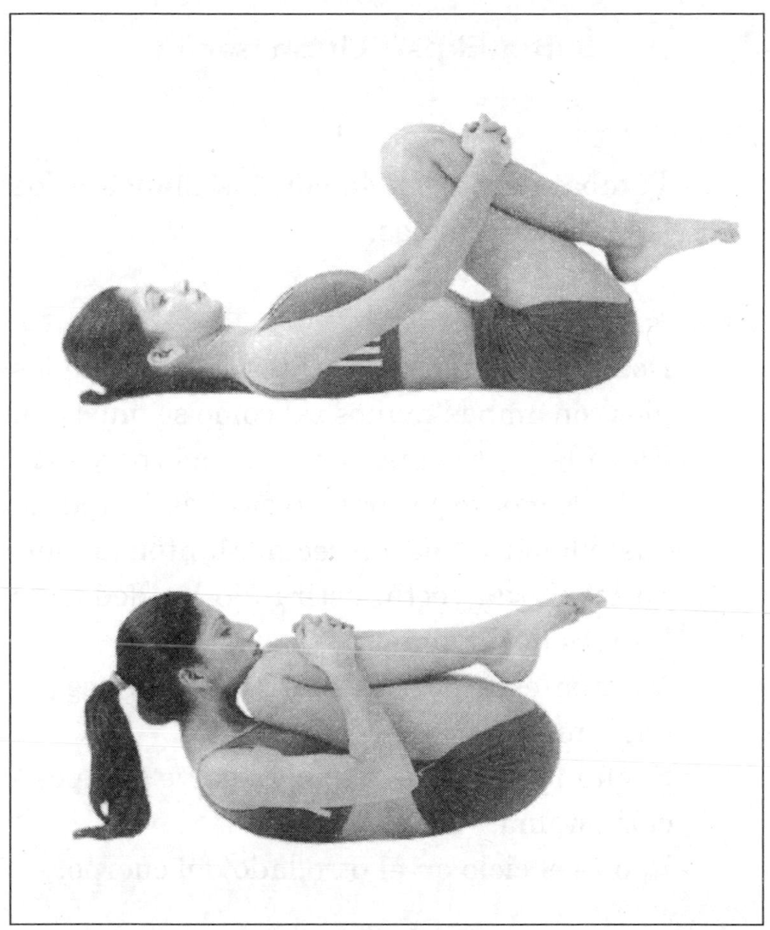

Quién no lo debe hacer:

– Las personas que sufran espondilosis cervical no deberían elevar la parte superior del cuerpo. Deben mantener la cabeza en el suelo.

Supta Ekpad Uttanasana

Posición:

– Túmbate en el suelo con las manos a los lados de los muslos.

Técnica:

– Dobla la rodilla y agárrate los dedos de los pies con ambas manos tal como se muestra.
– Eleva la parte superior de tu cuerpo y estira lentamente la articulación de la rodilla hasta tener la pierna recta. Mantén la pierna izquierda recta, estirando los dedos de los pies hacia abajo.
– Mantén esta postura entre treinta segundos y un minuto.
– Suelta lentamente el pie y vuelve a la posición supina.
– Repite el ciclo en el otro lado del cuerpo.

Beneficios:

– Ayuda a eliminar grasa de las caderas, muslos y pantorrillas.
– Estira la parte superior de la espalda eliminando la rigidez de la zona.

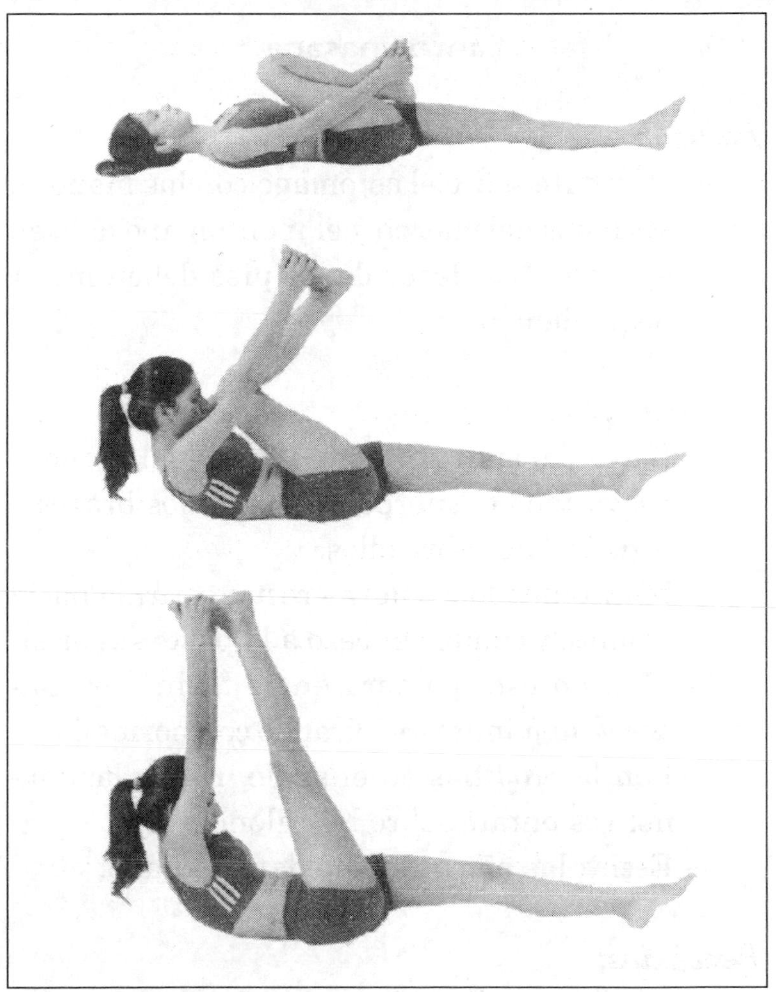

Quién no lo debe hacer:

– Las personas que tengan rígida la articulación de la rodilla deberían estirar las rodillas lentamente para que no se produzca ninguna lesión muscular.

Santolanasana

Posición:

– Túmbate sobre el estómago con las manos a los lados del cuerpo y el mentón apoyado en el suelo. Los dedos de los pies deben mirar hacia dentro.

Técnica:

– Lleva las manos a ambos lados del pecho.
– Eleva todo el cuerpo estirando los brazos e irguiéndote sobre ellos.
– Manteniendo el cuerpo recto, estíralo hacia delante y cambia el peso a la parte superior.
– Mantén esta postura entre treinta segundos y un minuto, respirando con normalidad.
– Pon las rodillas en el suelo, relaja las manos y siéntate sobre los talones.
– Estira las piernas y quédate sentado.

Beneficios:

– Ayuda a tonificar los músculos y a eliminar la grasa sobrante de la región de los brazos y de los hombros.
– Fortalece el pecho y le da una forma definida.
– Fortalece los músculos de los costados del cuerpo, dándoles una hermosa forma de «V».

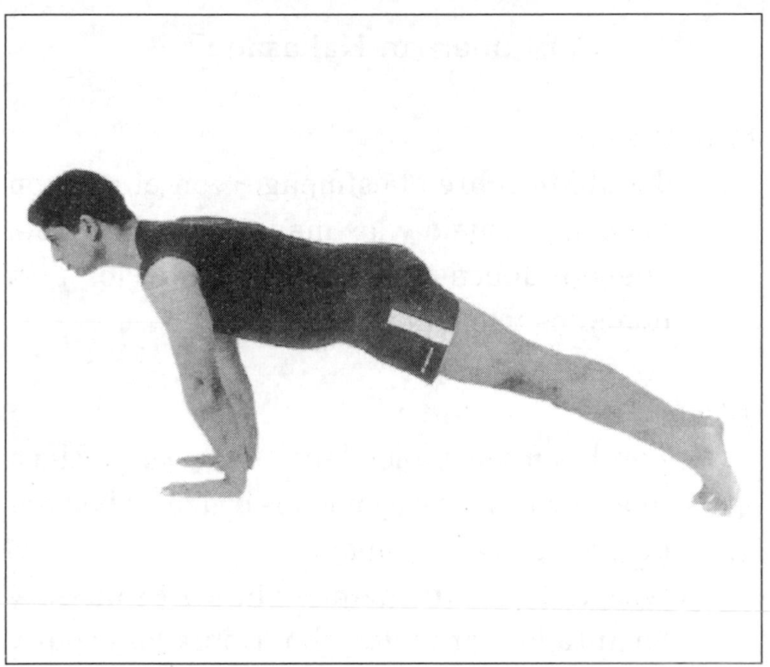

Quién no lo debe hacer:

– Las personas con codo de tenista o con problemas de codos y muñecas deberían evitar esta *asana*.

Bhunaman Kakasana

Posición:

– Túmbate sobre el estómago, con el mentón tocando el suelo y las manos a los lados del cuerpo; debes tener los dedos de los pies doblados hacia dentro.

Técnica:

– Pon las manos a los lados del pecho. Eleva todo el cuerpo estirando los brazos y haciendo presión con las manos.
– Apoya la rodilla izquierda en el suelo y levanta la pierna derecha. Dobla los codos y baja hacia el suelo sin llegar a tocarlo.
– Mantén la postura entre treinta segundos y un minuto, respirando con normalidad.
– Baja la pierna y apoya el pecho en el suelo. Ahora túmbate sobre el estómago y relájate.
– Repite el ciclo sobre el otro lado.

Beneficios:

– Fortalece la parte superior del cuerpo.
– Fortalece las muñecas y tonifica los músculos de los brazos, bíceps y tríceps.

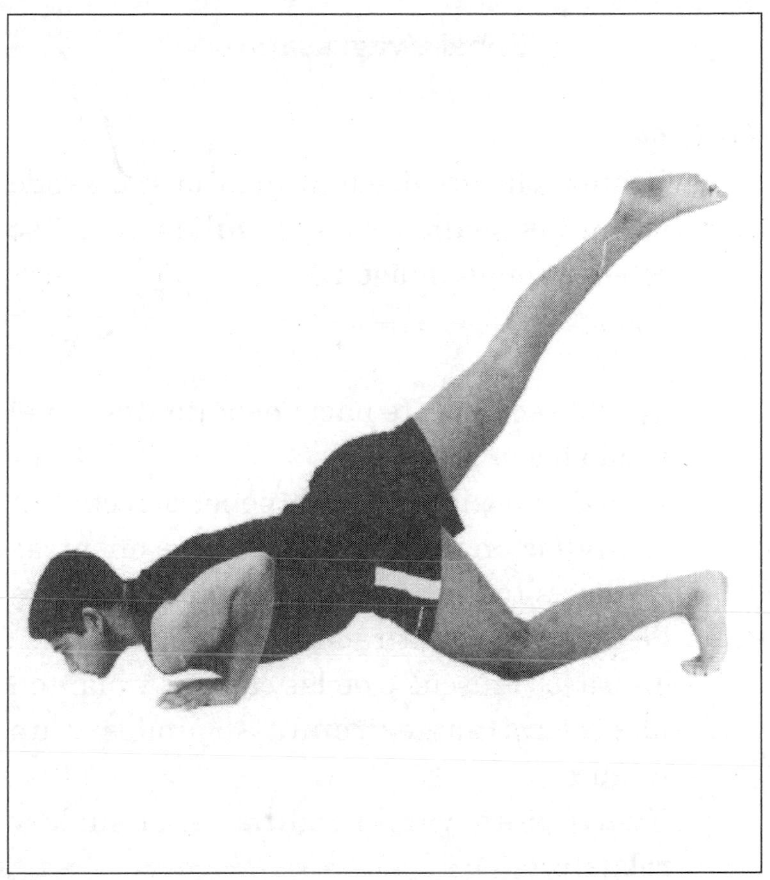

Quién no lo debe hacer:

- Las personas con codo de tenista o con problemas de muñecas y codos deberían evitar esta *asana*.

Sahaj Vyagrasana

Posición:

– Ponte en la postura del perro, descansando sobre las manos y las rodillas como se muestra en la imagen.

Técnica:

– Mira directamente hacia delante y estira el cuello hacia arriba.
– Estira una pierna hasta ponerla recta y a continuación inspira lentamente mientras la elevas todo lo posible. Mantén los dedos de los dos pies estirados.
– Tensa los músculos de las caderas y mantén la postura entre treinta segundos y un minuto.
– Vuelve a apoyar la rodilla en el suelo y relájate.
– Repite el ciclo con la otra pierna.

Beneficios:

– Tonifica los músculos de las caderas, eliminando el exceso de grasa.
– Fortalece el cuello y los músculos de la espalda.

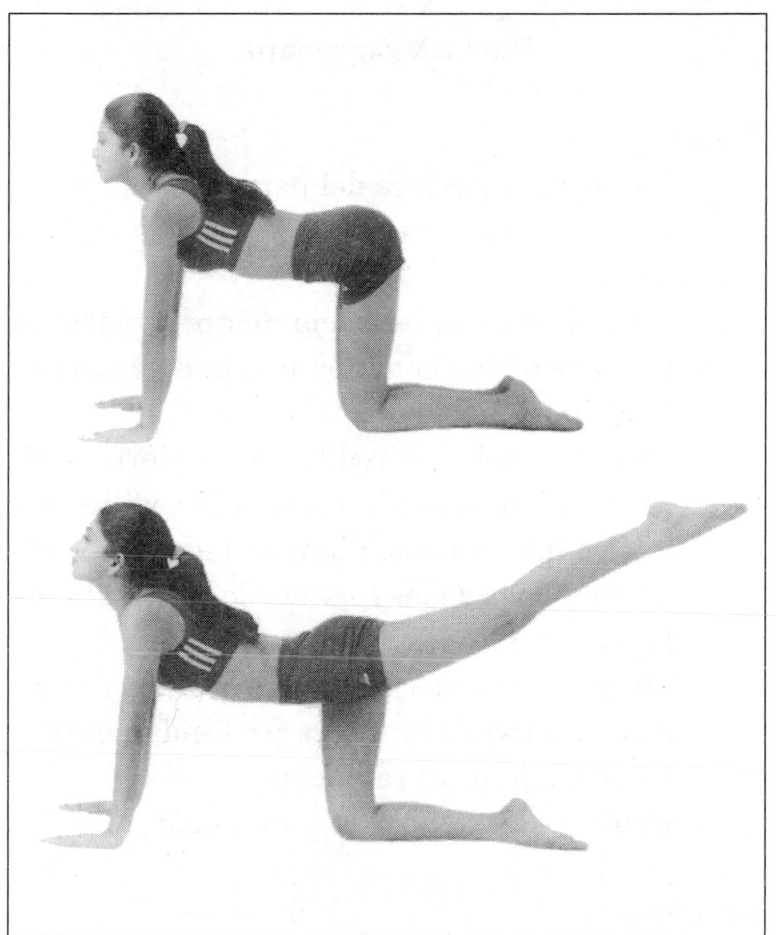

Lo que no hay que hacer:

- Esta *asana* no debe practicarse sobre una superficie dura porque podría dañar las articulaciones de las rodillas.

Purna Vyagrasana

Posición:

– Ponte en la postura del perro.

Técnica:

– Mira directamente hacia delante y levanta una pierna hacia arriba poniéndola paralela al suelo.

– Inspira y dobla la rodilla de la pierna estirada. A continuación levanta la rodilla todo lo alto que puedas. Contrae todo lo posible los tendones de las corvas y los músculos de las caderas.

– Mantén esta postura entre treinta segundos y un minuto y espira profundamente.

– Vuelve a la postura inicial.

– Repite el ciclo sobre la otra pierna.

Beneficios:

– Además de los beneficios de *sahaj vyagrasana*, esta *asana* también ayuda a mejorar los problemas de los músculos de la parte posterior de los muslos y de las caderas.

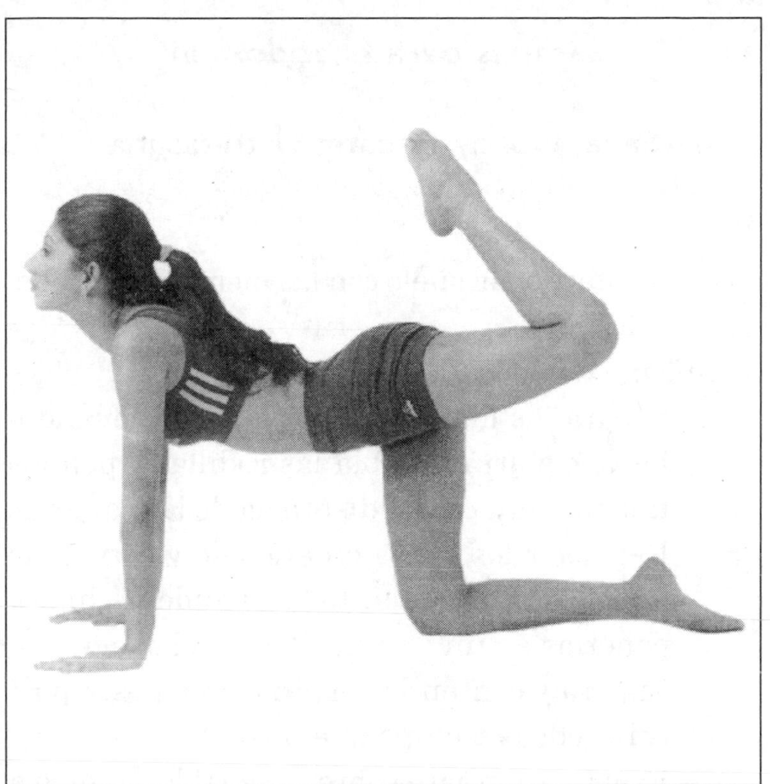

Lo que no hay que hacer:

– Esta *asana* no debe practicarse sobre una superficie dura, pues podría lesionar la articulación de la rodilla.

Asanas para el abdomen

Sahaj Ubhay Padang Utthitasana

Posición:

– Siéntate en el suelo con las piernas estiradas.

Técnica:

– Separa las manos de las caderas, llevándolas hacia atrás. Dobla las rodillas y pon los talones a un pie de distancia de las caderas.
– Deja caer los codos en el suelo y estira las piernas hacia delante, elevándolas hasta ponerlas en un ángulo de 45° del suelo.
– Inspira y contén la respiración en esta postura todo el tiempo que puedas.
– Espira y túmbate sobre la espalda. Vuelve a la posición inicial.

Beneficios:

– Fortalece y elimina la grasa de la parte media y superior del abdomen.

Quién no debe hacerla:

– Las personas que sufran dolores en la parte baja de la espalda deberían elevar una pierna en lugar de las dos.

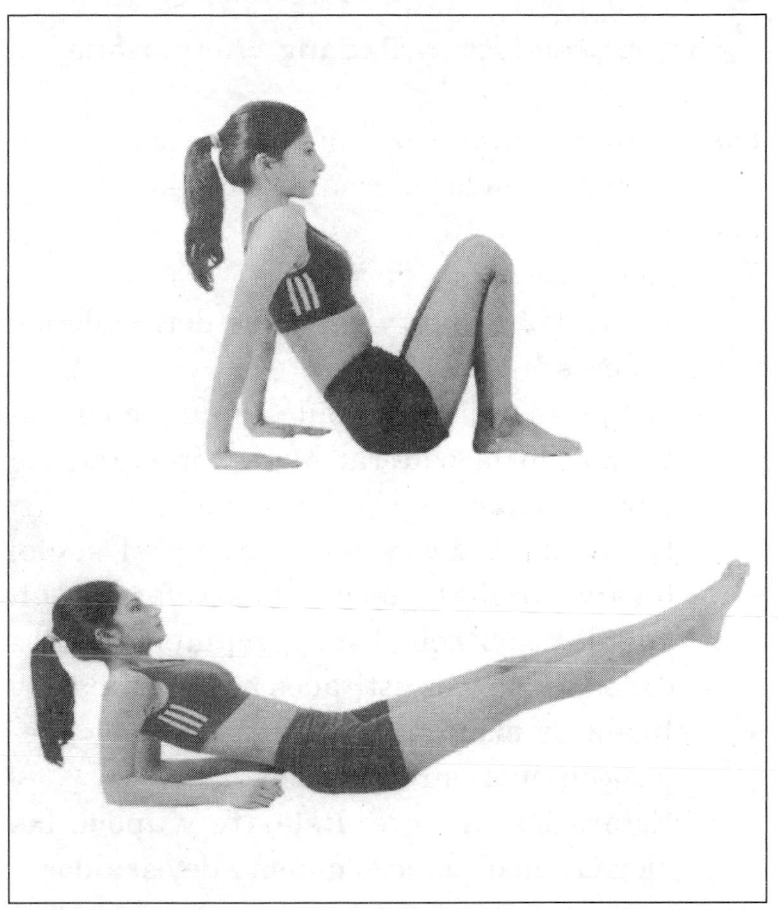

– Las personas que sufren espondilosis cervical deberían mantener el cuello recto para evitar una tensión excesiva.

Sampurna Ubhay Padang Utthitasana

Posición:

– Siéntate con las piernas estiradas.

Técnica:

– Estira las manos y colócalas detrás de las caderas.
– Dobla las rodillas y ponlas a un pie de distancia de la cadera. Mira directamente hacia delante.
– Dobla los codos y apóyalos en el suelo; levanta ambas piernas hasta formar un ángulo de 90º con el suelo, manteniendo los dedos de los pies estirados hacia arriba.
– Inspira y mantén la postura mientras puedas contener la respiración.
– Espira lentamente. Relájate y apoya las piernas en el suelo. Túmbate de espaldas.

Beneficios:

– Ayuda a eliminar la grasa además de fortalecer y tonificar la zona abdominal inferior.

Quién no lo debe hacer:

– Las personas que sufran dolores en la parte inferior y superior de la espalda deberían

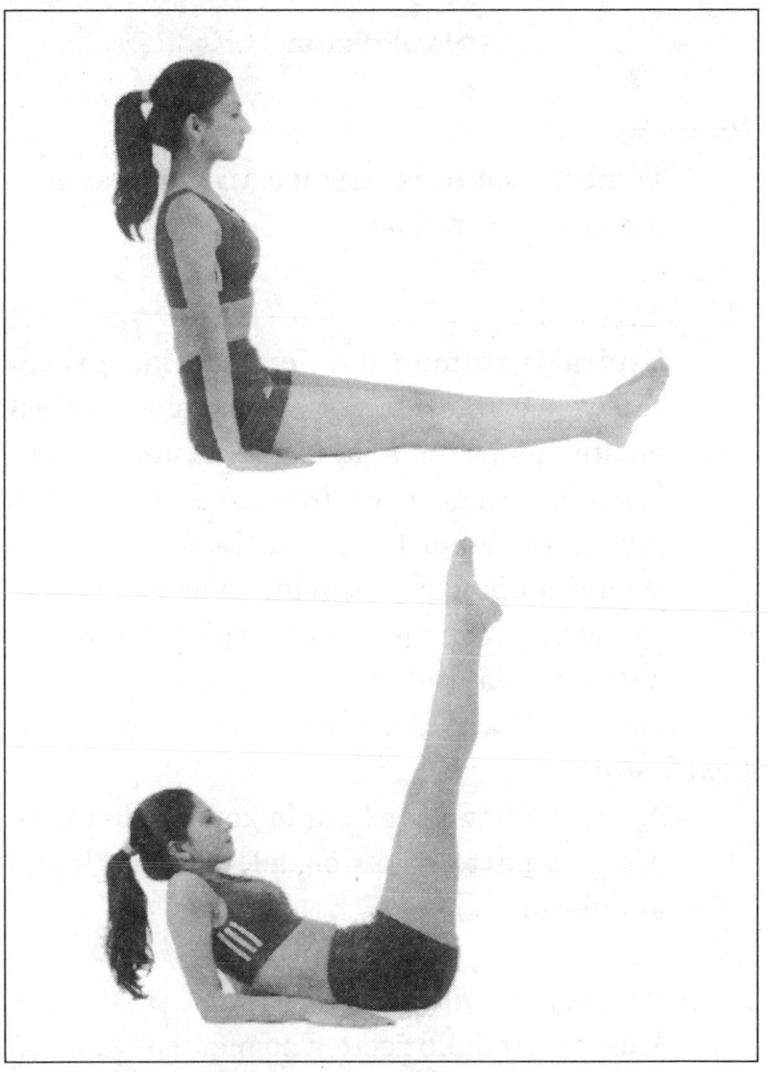

bajar las piernas con las rodillas dobladas para evitar tensar la parte inferior de la espalda.

Naukasana

Posición:

– Túmbate sobre la espalda y apoya las manos sobre los muslos.

Técnica:

– Espira lentamente y levanta las partes superior e inferior del cuerpo simultáneamente hasta tomar la forma de una barca.
– Mantén esta postura durante el tiempo que puedas contener la respiración.
– Vuelve a apoyar la espalda y las piernas en el suelo. A continuación inspira profundamente y relájate.

Beneficios:

– Ayuda a fortalecer toda la zona abdominal: desde la parte superior del abdomen hasta la inferior.

Lo que no hay que hacer:

– Mantén el cuello recto y no metas el mentón hacia el pecho.
– Asegúrate de espirar mientras te vas elevando (hasta ponerte en la postura).

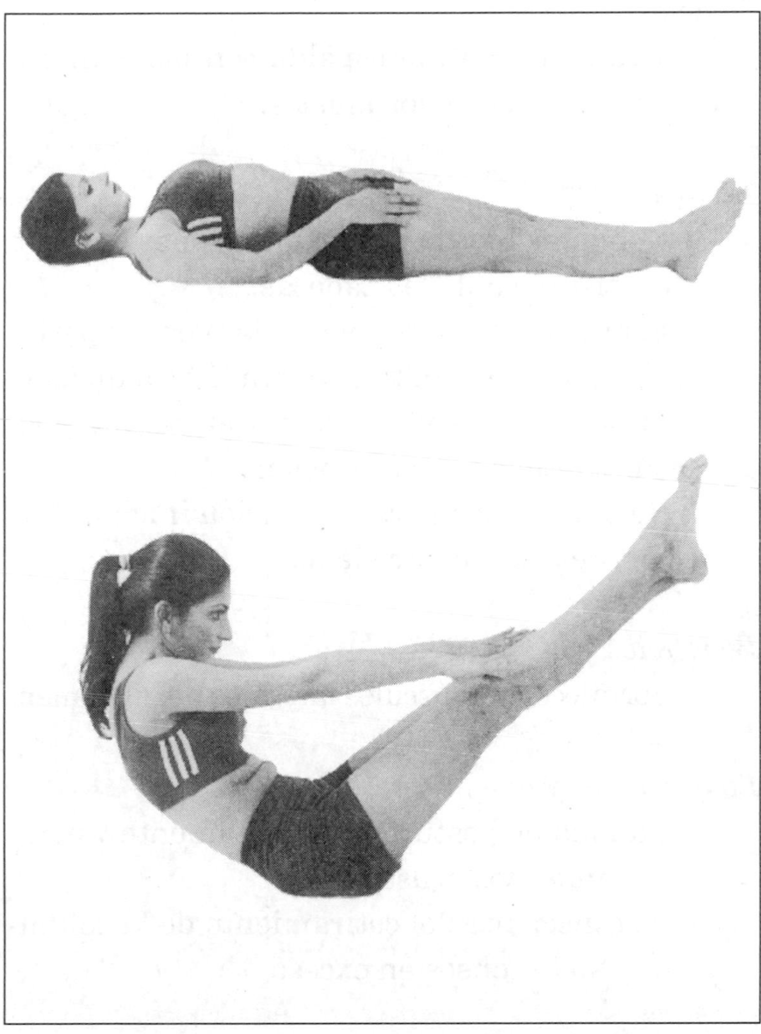

Uttana Hasta Merudandasana

Posición:

– Túmbate sobre la espalda con las manos a ambos lados de los muslos.

Técnica:

– Dobla las rodillas y pon los talones a un pie de distancia de las caderas.
– Espira y eleva lentamente la parte superior de tu cuerpo mientras te giras hacia un lado.
– Mantén la postura todo el tiempo que puedas contener la respiración.
– Relájate y recupera la posición inicial.
– Repite sobre el otro lado.

Beneficios:

– Fortalece los músculos laterales del abdomen.

Lo que no hay que hacer:

– Cambia de postura muy lentamente y evita movimientos bruscos.
– Sé consciente del estiramiento de la columna. No te tenses en exceso.

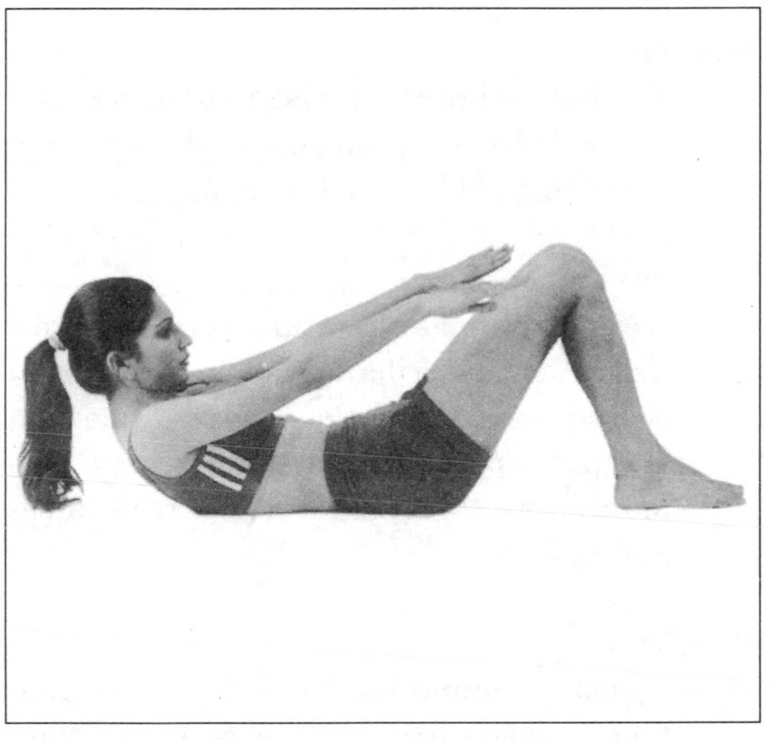

Saral Hasta Bhujangasana

Posición:

– Túmbate sobre el estómago, con la barbilla tocando el suelo y las palmas descansando hacia abajo al lado de los muslos.

Técnica:

– Lleva las palmas a la altura de los hombros.
– Estira hacia arriba la parte superior del cuerpo, enderezando los codos y arqueando la espalda para mirar hacia el cielo.
– Mantén esta postura durante treinta segundos.

Beneficios:

– Ayuda a eliminar la rigidez de la parte frontal del cuerpo, incluyendo el pecho, los hombros y el cuello.
– Estira los músculos abdominales y ayuda a eliminar la flaccidez de esta zona.
– Ayuda a curar muchos problemas urogenitales en los hombres y problemas ginecológicos en las mujeres.
– Elimina el dolor de la parte baja de la espalda fortaleciendo los músculos de ésta.

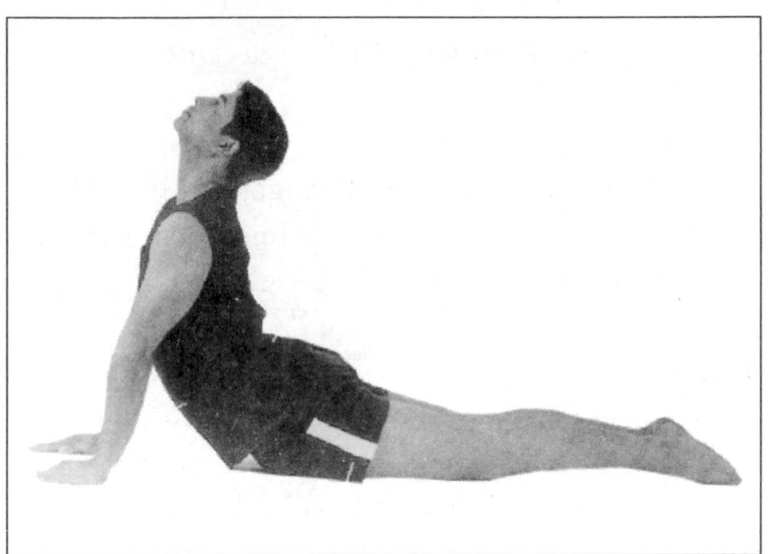

Lo que no hay que hacer:

- Esta *asana* debería realizarse después de completar la serie de *asanas* específicas para el abdomen, de modo que los músculos abdominales se estiren y no se queden rígidos y doloridos.
- Las personas que sufran hernia, hidropesía y quienes hayan sido operados del estómago deben evitar esta *asana*.
- Las personas con agudos dolores de espalda o lesiones de columna deberían consultar a su médico antes de practicar esta *asana*.

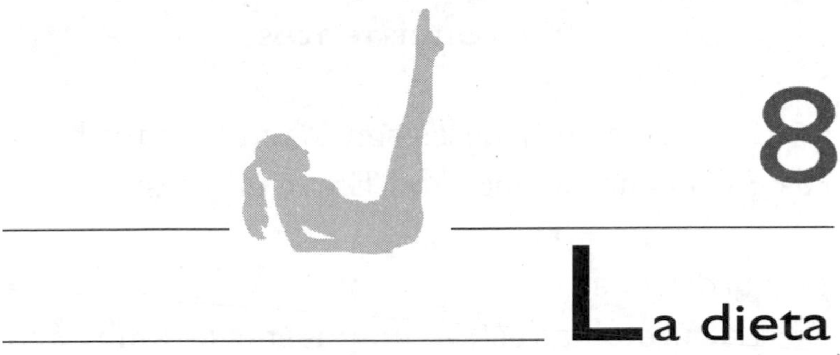

8
La dieta

La dieta es un aspecto importante de la reducción de peso, ya que regula la ingestión de calorías. Pero antes de comentar el tipo de alimentos que deberíamos comer, entendamos de qué están hechos los alimentos y cómo los distintos nutrientes cumplen distintas tareas en el funcionamiento general del cuerpo humano.

El alimento está constituido por distintos nutrientes. Los macronutrientes suelen proporcionarnos energía, y se necesitan en grandes cantidades; los micronutrientes son necesarios en pequeñas cantidades, y no son una fuente de energía.

Macronutrientes

Los macronutrientes son los nutrientes básicos que el cuerpo necesita. Entre ellos están:

Las proteínas

Las proteínas están compuestas de aminoácidos, que son los bloques básicos del tejido muscular, de los órganos, de la piel y de los huesos, y en cierta medida de los tendones. Ayudan a construir, reparar y mantener los tejidos musculares. Sin embargo, cuando consumimos alimentos ricos en proteínas es importante saber que no todas las proteínas pueden ser usadas por el cuerpo. Los huevos, carnes y pescados contienen proteínas completas, pero otros alimentos como la leche, los quesos, el arroz, la soja, la patata, el trigo y las alubias tienen porcentajes de proteínas incompletas. Los vegetarianos deben combinar alimentos para proporcionar proteínas completas al cuerpo. Cereales y leche, pan integral y queso, arroz y alubias, arroz y lentejas, pan de trigo y alubias son combinaciones que aportan al cuerpo una dieta rica en proteínas completas.

Los hidratos de carbono

Los hidratos de carbono están compuestos de moléculas simples o complejas de azúcar y almidón. Proporcionan el combustible o la energía que el cuerpo requiere y son los alimentos que el cuerpo puede convertir en energía con más facilidad. Las categorías básicas de hidratos de carbono son:

Monosacáridos

Glucosa (azúcar de la sangre)
Fructosa (azúcar de las frutas)
Galactosa (un tipo de azúcar de la leche)

Oligosacáridos

Sacarosa (azúcar de mesa)
Lactosa (azúcar de la leche)
Maltosa (azúcar de malta)

Polisacáridos

Polisacáridos vegetales
Polisacáridos animales (glucógeno)

A medida que los hidratos de carbono se van haciendo más complejos, al cuerpo le resulta cada vez más difícil descomponerlos. Los hidratos de carbono simples, como la fructosa, se convierten rápidamente en energía, mientras que los complejos (los alimentos almidonosos, como el arroz y las patatas) liberan la energía lentamente a lo largo del tiempo. Algunas dietas para perder peso reducen drásticamente todos los hidratos de carbono, haciendo que la persona se debilite y su salud se resienta. Una buena dieta debería reducir los carbohidratos «malos», como los hechos con harinas refinadas (pasteles, pan blanco) y los azúcares. Los productos de trigo integral pueden ser consumidos con moderación. Incluso los alimentos almidonosos, como el arroz y las patatas, pueden comerse en menor cantidad, pero no en combinación con grasas (mantequilla o aceite), ya que así pueden producir aumentos de peso.

Las grasas

Las grasas son los nutrientes que contienen la más alta concentración de calorías. Preservan el calor corporal, envuelven y protegen los principales órganos corporales y constituyen la mayor fuente de energía almacenada en el cuerpo. Cuando se practica ejercicio, la grasa se va consumiendo progresivamente a medida que la duración del ejercicio se prolonga. Los últimos minutos de ejercicio consumirán más calorías que los primeros. Las moléculas de grasa pueden ser saturadas, insaturadas o poliinsaturadas. La carne, las aves de corral, los huevos, los productos lácteos y el chocolate contienen grandes cantidades de grasas saturadas. Las grasas no saturadas se encuentran en el aceite de oliva, en el aceite de cacahuete, en el aguacate y en los anacardos. Las grasas poliinsaturadas se encuentran en alimentos como las nueces, el aceite de girasol, el aceite de maíz, el pescado y el aceite de alazor. Las grasas son las enemigas de las personas obesas, y deben ser consumidas en muy pequeñas cantidades. Debemos intentar comer menos grasas saturadas y más grasas poliinsaturadas e insaturadas, porque cuanto más saturada esté la grasa, más probabilidades tiene de quedarse en el cuerpo, aumentando tu peso corporal y obturando tus arterias.

El agua

El agua también se considera un nutriente básico, pues el cuerpo la necesita en grandes cantidades. Evidentemente no es una fuente de energía, pero debe ser consumida con regularidad para que todo el sistema pueda ser, literalmente, «lavado». El agua es el medio en el que son transportados los productos químicos, y en ella se producen reacciones entre diversos nutrientes.

Los micronutrientes

Otros nutrientes que el cuerpo usa en muy pequeñas cantidades reciben el nombre de micronutrientes, entre ellos están los siguientes:

Las vitaminas

Las vitaminas son sustancias orgánicas que actúan como catalizadoras para que se produzcan reacciones importantes en el cuerpo. No aumentan el peso corporal ni abastecen de energía al cuerpo. Las vitaminas pueden ser divididas en dos categorías: las solubles en agua y las solubles en grasa. Las vitaminas solubles en agua no se almacenan en el cuerpo, y lo que sobra de ellas se elimina a través de la orina; las vitaminas solubles en grasa se almacenan en los tejidos grasos del cuerpo.

Vitaminas solubles en agua

B1 (tianina)
B2 (riboflavina)
B3 (niacina, ácido nicotínico, nicotinamida)
B5 (ácido pantoténico)
B6 (piridoxina)
B12 (cianobalamina)

Biotina

Foliatos (ácido fólico, folacina)
Vitamina C (ácido ascórbico)
Vitamina A (retinol)

Vitaminas solubles en grasa

Vitamina A
Vitamina D
Vitamina E
Vitamina K

Todas las vitaminas desempeñan un papel esencial en el buen funcionamiento corporal. Como las vitaminas solubles en grasa pueden ser almacenadas en el cuerpo, no es necesario consumirlas tan a menudo. Las vitaminas solubles en agua tienen que ser tomadas diariamente; asegúrate de consumir suficientes alimentos que las contengan. Las verduras de hoja, los frutos secos, la leche, los cereales integrales, las alubias, las semillas, las frutas del bosque, los melones y los cítricos son buenas fuentes de vitaminas.

Los minerales

Los minerales son sustancias inorgánicas necesarias para muchas funciones corporales. Existen veintidós elementos metálicos en el cuerpo que constituyen el cuatro por ciento del peso corporal, además de desempeñar un papel importante en muchos procesos metabólicos y de ayudar a la síntesis del glicógeno, de las proteínas y de las grasas. Los minerales importantes que el cuerpo necesita son: calcio, fósforo, magnesio, potasio, sodio, azufre y cloro. Se encuentran en las verduras y en la carne, y el cuerpo requiere cantidades muy pequeñas de ellos. Otros minerales como el hierro también son importantes, pero las cantidades necesarias son aún menores. Siempre que tomes una dieta equilibrada, puedes considerar de manera general que estás tomando suficientes minerales.

Contenido energético de los alimentos

Cada reacción que tiene lugar en el cuerpo humano requiere energía. La cantidad de energía contenida en cierta cantidad de alimento se mide en calorías. Esa energía es consumida en el proceso de oxidación que ocurre dentro de cada célula. El fuego, por ejemplo, es una especie de oxidación rápida que libera calor; un proceso similar pero más lento se da dentro de cada célula.

Todos los macronutrientes —proteínas, hidratos de carbono y grasas— son fuentes de energía, y por tanto contienen calorías. No obstante, un gramo de proteínas contiene cuatro calorías, mientras que un gramo de grasa contiene nueve. Quienes quieran reducir peso deben minimizar el consumo de grasas. Comer grandes cantidades de hidratos de carbono también tiene como resultado una importante ingestión de calorías, que no es conveniente pues el exceso de calorías acabará siendo almacenado en el cuerpo en forma de grasa.

Yoga y dieta

Los yoguis dividen el alimento en tres grupos: *sátvico, tamásico* y *rajásico*. Entre los alimentos *sátvicos* están los cereales integrales, las verduras frescas, las frutas, la leche, el yogur, los frutos secos, las legumbres, los germinados y las hierbas. Los alimentos *tamásicos* incluyen todos los alimentos fritos y congelados, los cereales refinados, el alcohol, la carne y los hongos que crecen de la materia en descomposición. Entre los alimentos *rajásicos* se encuentran los dulces, la cafeína, las cebollas, los ajos y las especies. El yoga recomienda una dieta básicamente *sátvica* que sea rica en cereales integrales, verduras y frutas fibrosas, con bajo contenido en grasas. Los alimentos *tamásicos* deben evitarse completamente, y los *rajásicos* pueden consumirse ocasionalmente. Las carnes de todo tipo, incluyendo el pescado, deben evitarse. Se debe consumir trigo integral en lugar de refinado, que no es fácil de digerir. Los germinados también son muy recomendables pues contienen abundantes vitaminas y minerales, que fortalecen el cuerpo y mantienen la piel brillante. Evita todos los alimentos enlatados, procesados y refinados. Según los yoguis, el agua es un nutriente muy importante. La persona debería consumir al menos quince vasos de agua diarios para limpiar las toxinas corporales a través de la orina.

Mi recomendación general para todo el mundo, y particularmente para quienes quieren perder peso, es que lo más importante es mantener una dieta equilibrada sin privarse de los alimentos que a uno le gustan. La privación sólo lleva a un exceso posterior. Disfruta de todo tipo de alimentos, y recuerda comerlos en las cantidades y combinaciones adecuadas. El almidón tomado con grasas o proteínas forma una combinación letal. El almidón incrementa el nivel corporal de insulina, que es la hormona reguladora de la grasa en el cuerpo. Si comes grasas y almidones al mismo tiempo, la grasa se almacena inmediatamente en tus células grasas. Evita combinaciones como pan y mantequilla, y las patatas fritas porque engordan mucho. El almidón combinado con proteínas también dará como resultado un almacenamiento de grasa en el cuerpo. Las proteínas potencian aún más el efecto del almidón en la insulina. De modo que combinaciones como pan blanco y queso (pizza), huevos y pan, patatas y carne, hamburguesas (carne y pan) son las peores, pues mezclan la proteína/grasa con el almidón. Los alimentos vegetarianos ricos en proteínas, como la leche, el queso, los cacahuetes y la soja, también suelen contener grasas, aunque en menor porcentaje. Procura comer los alimentos con alto contenido de fécula separados de las verduras, y come las proteínas y grasas también con verduras para evitar almacenamientos innecesarios de grasa. Cuando comas aperitivos, procura tomar frutas, guisantes tostados (chana), germinados o galletas integrales. Si quieres perder peso, evita completamente el azúcar y las grasas saturadas. En lugar de azúcar, usa un poco de miel para endulzar. Cuando comas verduras, procura hacerlas al vapor en lugar de freírlas o hervirlas, pues esto ayuda a preservar sus nutrientes. Utiliza aceites de girasol y de oliva, que son ricos en grasas insaturadas y poliinsaturadas.

Se debe disfrutar de la comida sin abusar de ella. Si comes todo tipo de alimentos con moderación y practicas yoga, no hay razón para que ganes peso.

Pero si quieres perder peso de manera rápida y eficaz, te sugeriría dos tipos de dietas: la primera es una dieta muy baja en calorías, con la cual reducirás peso rápidamente; y la segunda es una dieta equilibrada a la que puedes pasarte cuando quieras mantener el peso alcanzado.

Dieta baja en calorías

8:00 Empieza el día con algo de fruta (que no sean plátanos) y un poco de té o café con leche (sin azúcar).

12:00 Toma un buen plato de ensalada de verdura que contenga guisantes o germinados.

13:30 Toma una sopa, verduras al vapor y un poco de queso fresco o una taza de sopa de lentejas.

16:00 Come dos galletas integrales y toma un poco de té o café sin leche ni azúcar.

20:00 Toma una ensalada, abundantes verduras y dos panes sin levadura (o dos rebanadas de pan integral).

Dieta equilibrada

8:00 Empieza el día con algo de fruta (que no sean plátanos) y un cuenco de cereales con leche desnatada. Puedes tomar té o café con leche, pero no azúcar.

12:00 Toma un buen plato de ensalada de verduras con queso fresco, guisantes o germinados.

14:00 Toma una sopa, verduras al vapor y dos panes sin levadura.

17:00 Come dos galletas integrales y toma té o café con leche pero sin azúcar.

20:00 Acaba el día con ensalada, abundantes verduras (al vapor o ligeramente salteadas en aceite de oliva) y dos panes sin levadura (o dos rebanadas de pan integral).

Puedes seguir la primera dieta durante diez días, después de los cuales cambiarás a la dieta equilibrada. Sigue la segunda durante unos 20 días, dando a tu cuerpo un periodo de descanso después del cual puedes retomar la dieta baja en calorías. De este modo tu cuerpo tendrá tiempo de reajustarse a su nuevo peso y no sentirás el impulso de comer en exceso ni recuperarás el peso perdido. Cuando hayas alcanzado tu peso óptimo, sigue con la dieta equilibrada e intégrala en tu estilo de vida. Siéntete libre de adaptarla a tu paladar, recordando las directrices básicas de comer sano que se han mencionado en este capítulo.

Perder peso no es imposible, por mucho sobrepeso que tengas. Simplemente es cuestión de tomar una decisión interna y después cambiar tus hábitos introduciendo el yoga y una dieta saludable en tu vida diaria. En cuanto empieces a practicar yoga, será prácticamente imposible que vuelvas a ganar peso.

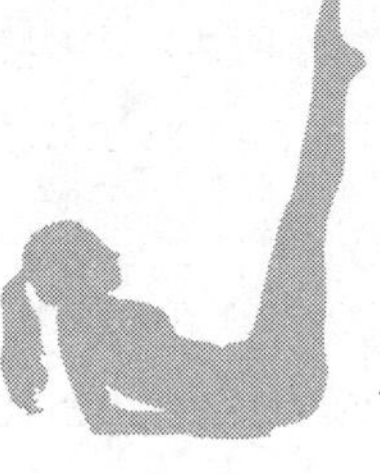

Índice